ここが知りたかった
OTC医薬品の選び方と勧め方

編集
坂口眞弓

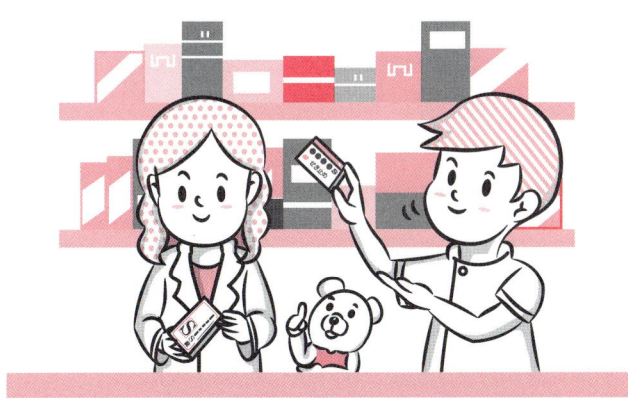

南江堂

編集者

| 坂口　眞弓 | さかぐち　まゆみ | 株式会社ファーメスティ みどり薬局
東京薬科大学 客員教授 |

執筆者 (執筆順)

坂口　眞弓	さかぐち　まゆみ	株式会社ファーメスティ みどり薬局 東京薬科大学 客員教授
猿橋　裕子	さるはし　ゆうこ	株式会社ゆうま薬局
田中みずき	たなか　みずき	東京大学医学部附属病院薬剤部
瀬野　智美	せの　ともみ	株式会社ユタカファーマシー
田村　祐輔	たむら　ゆうすけ	しもれん2丁目薬局 武蔵野大学薬学部臨床薬学センター
有海　秀人	ありうみ　ひでと	北里大学薬学部臨床薬学 講師
渡邉　幸子	わたなべ　さちこ	株式会社キリン堂
七嶋　和孝	ななしま　かずたか	ななしま薬局
小松　正典	こまつ　まさのり	株式会社CFSコーポレーション
柳澤　康乃	やなぎさわ　やすの	株式会社ぱぱす
山内奈緒子	やまうち　なおこ	株式会社ぱぱす
小見川香代子	おみがわ　かよこ	株式会社アップルケアネット アップル薬局
久保田洋子	くぼた　ようこ	日本薬科大学臨床薬学教育センター 教授
川村　和美	かわむら　かずみ	シップヘルスケアファーマシー東日本株式会社 日本経営倫理士協会 主任フェロー研究員

序　文

　私は，祖父，父と受け継いだ薬局の三代目です．小さいときは，お店が遊び場でした．下町にある小さな薬局で，薬を買いにこられる方ばかりではなく，健康相談や世間話をしに顔を出される方もたくさんいらっしゃいました．街の「よろず相談所」のようなお店でした．

　昔は，うちのような薬局が街のあちこちにありましたが，医薬分業の進展に伴い，多くの薬局は，保険調剤を主体としたスタイルになり，処方箋をもっていないと，中に入れないような形態の薬局にかわってきました．そして，そこで勤務をしている薬剤師自身も，保険調剤に目がいき，OTC医薬品の販売には関心が薄い傾向になってきたと思います．

　しかし，OTC医薬品は，少子高齢社会に伴う医療費抑制政策や健康増進政策という位置づけから，また，セルフメディケーションの中枢をなすという位置づけからも重要な存在であると思います．OTC医薬品には，医療用からスイッチしてきた成分をはじめ種々の主成分，主成分の効力を補ったり副作用を防止するための補助成分，伝統的に使用されている漢方・生薬成分などが配合されていますので，それぞれの成分について正確な知識が必要です．

　薬局には，さまざまな自覚症状を訴えて相談者が来局されます．そして，相談者から情報を収集し，背景となる疾患を推測して，適切な対処方法を選択して実施します．その対処方法には，専門医・かかりつけ医への受診勧奨，生活改善の指導，OTC医薬品の推奨があげられます．相談者に最適なOTC医薬品を選択した場合は，ひとりひとりの生活状態にあわせた情報提供をし，販売後も相談者の状況をフォローし，副作用発現の注意や，OTC医薬品で改善しない場合の専門医療機関への紹介なども考えることが必要です．

　これからの薬局は，適正な保険調剤を提供すると同時に，健康トラブルをかかえた方のファーストアクセスの場，プライマリケアの拠点として，地域住民のセルフメディケーションを推進し，OTC医薬品を安心・安全に使用してもらうように力を発揮する場となることが求められています．

　本書は，薬剤師，登録販売者に，相談者にあった適正なOTC医薬品を選択でき，適切な情報提供ができるように，症状別の構成としました．新米薬剤師とベテラン薬剤師の会話から，相談者の状況を判断してOTC医薬品を選択する面白さを学んでいただきたいと思います．

　2013年8月

坂口眞弓

本書の構成

本書は，薬局に訪れたお客さんにぴったりのOTC医薬品を選ぶには，お客さんからどんなことを聴き取ればよいのか，どんなことに注意してOTC医薬品を勧めればよいのかを学ぶための書籍です．以下の3部構成となっています．

「Ⅰ部　情報収集のいろは」
「Ⅱ部　こんなお客さんが来局したら，どんなOTC医薬品を勧めますか？」
「Ⅲ部　代表的なOTC医薬品のリスト」

Ⅰ部　情報収集のいろは

OTC医薬品販売の総論です．

Ⅱ部　こんなお客さんが来局したら，どんなOTC医薬品を勧めますか？

本書の中心であるⅡ部では，新米薬剤師（新米　進）が「そらの薬局」に訪れた40人のお客さんの症状を聴き取り，ぴったりのOTC医薬品を選ぶ様子をそれぞれシナリオ形式で解説しています．

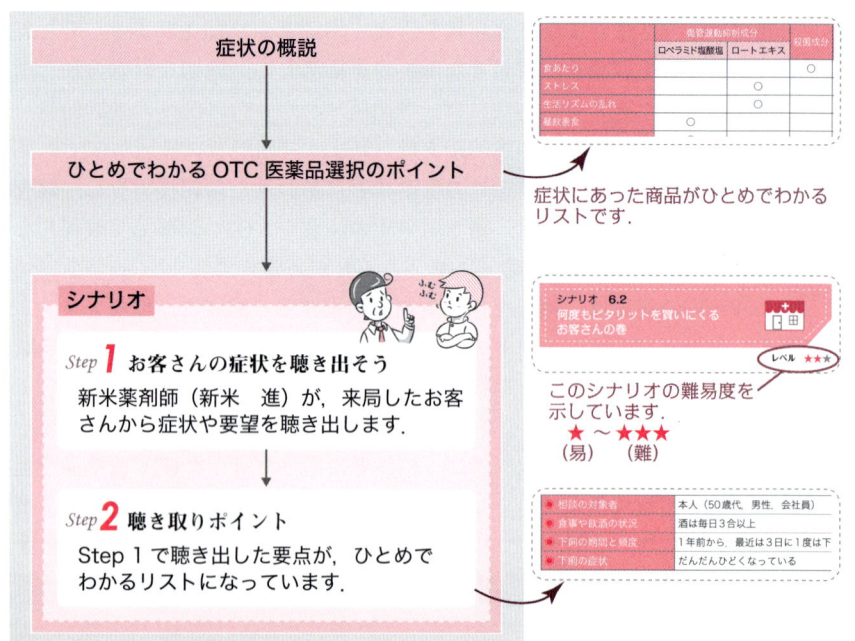

本書の構成

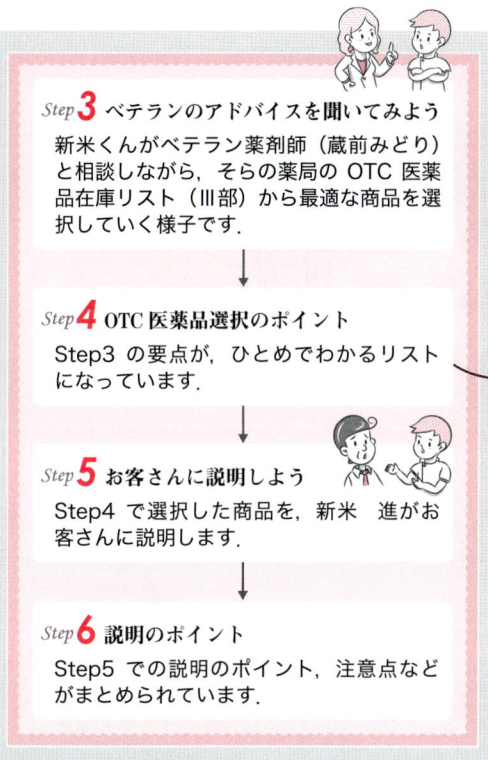

III部 代表的なOTC医薬品のリスト

「そらの薬局」で取り揃えているOTC医薬品のリストです．

II部に登場するOTC医薬品は，すべてIII部のリストに掲載されているものです．

本書の構成

主な登場人物

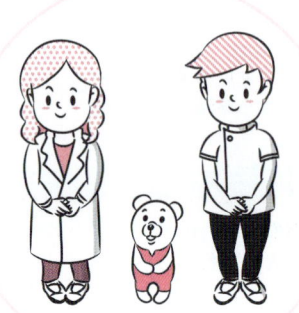

こぐま

ベテラン薬剤師
蔵前みどり（50歳代，女性）
→調剤とOTC医薬品販売併設の薬局を開局して20年．薬学部実習生を受け入れる機会も多く，指導経験豊富．

新米薬剤師
新米　進（20歳代，男性）
→大学卒業後，3年間の病院勤務を経て，「そらの薬局」へ．OTC医薬品販売に携わるようになって半年が経過したが，いまひとつ自信がもてない．

謹告　著者ならびに出版社は，本書に記載されている内容について最新かつ正確であるよう最善の努力をしております．しかし，薬の情報および治療法などは医学の進歩や新しい知見により変わる場合があります．薬の使用や治療に際しては，読者ご自身で十分に注意を払われることを要望いたします．　　　　　　　　　　株式会社 南江堂

目 次

I部　情報収集のいろは

1. 一般用医薬品とは？ ……………………………………… 坂口眞弓　3
2. 医薬品のE・S・Q・Uとは？ ………………………… 坂口眞弓　3
3. OTC医薬品の具体的な情報収集 ……………………… 坂口眞弓　5
4. 状況の評価 ………………………………………………… 坂口眞弓　9
   - A. OTC医薬品を選択する場合 …………………………………… 9
   - B. 受診勧奨が必要な場合 ………………………………………… 10
   - C. 再来局の場合 …………………………………………………… 11

II部　こんなお客さんが来局したら，どんなOTC医薬品を勧めますか？

1　熱と痛み　　　　　　　　　　　　　　猿橋裕子　15

- ▶ ひとめでわかるOTC医薬品選択のポイント ……………………… 16
- シナリオ1.1　生理痛に悩むお客さんの巻 …………………………… 18
- シナリオ1.2　ロキソニンSを買いにきたお客さんの巻 …………… 23
- シナリオ1.3　「ピリン系で皮膚にブツブツができたからピリンはいや」というお客さんの巻 …………………………………… 28

2　風邪症状　　　　　　　　　　　　　田中みずき　33

- ▶ ひとめでわかるOTC医薬品選択のポイント ……………………… 34
- シナリオ2.1　漢方薬を希望するお客さんの巻 ……………………… 36
- シナリオ2.2　トラネキサム酸を服用してはいけないお客さんの巻 …………………………………………………………… 41
- シナリオ2.3　イソプロピルアンチピリンを服用してはいけないお客さんの巻 …………………………………………… 46
- シナリオ2.4　「家族で風邪をひいてしまって．この薬，息子も一緒に使えるかしら」というお客さんの巻 ……… 51
- シナリオ2.5　プソイドエフェドリンを服用してはいけないお客さんの巻 …………………………………………… 56

目 次

| 3 | 咳 | 瀬野智美 | 61 |

▶ ひとめでわかるOTC医薬品選択のポイント …………………… 62

シナリオ3.1　咳と痰の絡み（あるいは喉の痛み）を訴える
高齢者で漢方好きのお客さんの巻 ………………… 64

シナリオ3.2　呼吸のたびに「ゼーゼー，ヒューヒュー」と音を
立てて苦しそうなお客さんの巻 …………………… 68

シナリオ3.3　「いま飲んでる咳止めと一緒に使える薬がほしい」
というお客さんの巻 ………………………………… 73

| 4 | くしゃみ，鼻水 | 田村祐輔 | 77 |

▶ ひとめでわかるOTC医薬品選択のポイント …………………… 78

シナリオ4.1　「鼻水は止めたいが，眠くなる成分は困る」という
お客さんの巻 ………………………………………… 80

シナリオ4.2　「パブロン点鼻Sが最近効かない気がする」という
お客さんの巻 ………………………………………… 86

シナリオ4.3　「病院でもらう薬と同じものが買えるって聞いたん
だけど」というお客さんの巻 ……………………… 92

| 5 | 胃の不快感 | 有海秀人 | 99 |

▶ ひとめでわかるOTC医薬品選択のポイント …………………… 100

シナリオ5.1　第一三共胃腸薬ファンのお客さんの巻 …………… 102
シナリオ5.2　太田胃散ファンのお客さんの巻 …………………… 106
シナリオ5.3　さしこみに悩むお客さんの巻 ……………………… 110
シナリオ5.4　ハルシオンを飲んでいるお客さんの巻 …………… 114

| 6 | 下 痢 | 渡邉幸子 | 119 |

▶ ひとめでわかるOTC医薬品選択のポイント …………………… 120

シナリオ6.1　出勤途中にお腹を下すことの多いお客さんの巻 … 122
シナリオ6.2　何度もピタリットを買いにくるお客さんの巻 …… 126
シナリオ6.3　ワーファリン服用中のお客さんの巻 ……………… 130

| 7 | 便 秘 | 七嶋和孝 | 135 |

▶ ひとめでわかるOTC医薬品選択のポイント …………………… 136

シナリオ7.1	便秘に悩む高齢のお客さんの巻	138
シナリオ7.2	乳児・小児の便秘に悩むお母さんの巻	144
シナリオ7.3	常習便秘を訴えるお客さんの巻	149

8 ｜ 痔　　　　　　　　　　　　　　　　　　　　　　　　　小松正典　155

- ひとめでわかるOTC医薬品選択のポイント　156
- シナリオ8.1　症状を話してくれないお客さんの巻　158
- シナリオ8.2　ステロイド服用中のお客さんの巻　162
- シナリオ8.3　「便秘でいきんで切れ痔になってしまった」というお客さんの巻　166

9 ｜ 皮膚のかゆみ　　　　　　　　　　　　　柳澤康乃，山内奈緒子　171

- ひとめでわかるOTC医薬品選択のポイント　172
- シナリオ9.1　全身にかゆみがあり，搔きむしってしまったお客さんの巻　174
- シナリオ9.2　湿疹によるかゆみを訴える高齢のお客さんの巻　178
- シナリオ9.3　頭皮の湿疹を訴えるお客さんの巻　183

10 ｜ 水　虫　　　　　　　　　　　　　　　　　　　　　　小見川香代子　187

- ひとめでわかるOTC医薬品選択のポイント　190
- シナリオ10.1　「足の指の間がジュクジュクしてとてもかゆい」というお客さんの巻　194
- シナリオ10.2　「水虫が治らず，かかとの皮が硬く，皮が落ちる」というお客さんの巻　198
- シナリオ10.3　「足の爪が変形して，爪の色も濁ってきたような気がする」というお客さんの巻　202
- シナリオ10.4　「最近，足の薬指と小指の間が赤くなってかゆい」というお客さんの巻　207

11 ｜ 筋肉の痛み　　　　　　　　　　　　　　　　　　　　久保田洋子　215

- ひとめでわかるOTC医薬品選択のポイント　216
- シナリオ11.1　「以前，痛み止めを飲んで，喘息になったことがある」というお客さんの巻　218

目　次

シナリオ11.2　貼るボルタレンを買いにきたお客さんの巻 …… 225
シナリオ11.3　「腰痛に温シップを探しているんだけど」という
　　　　　　　　お客さんの巻 …………………………………… 230

12 ｜ 目の症状　　　　　　　　　　　　　　　　　川村和美　235

- ひとめでわかるOTC医薬品選択のポイント ………………… 236

シナリオ12.1　清涼感のある点眼薬を希望するお客さんの巻 … 238
シナリオ12.2　アレルギーによる目の充血・かゆみに悩む
　　　　　　　　お客さんの巻 …………………………………… 241
シナリオ12.3　目の充血に悩むお客さんの巻 ………………… 246

III部　代表的なOTC医薬品のリスト

1. 解熱鎮痛薬 ……………………………………… 猿橋裕子　252
2. 総合感冒薬 ……………………………………… 田中みずき　254
3. 鎮咳去痰薬 ……………………………………… 瀬野智美　258
4. 鼻炎薬 …………………………………………… 田村祐輔　262
5. 胃腸薬 …………………………………………… 有海秀人　266
6. 止瀉薬 …………………………………………… 渡邉幸子　272
7. 便秘治療薬 ……………………………………… 七嶋和孝　276
8. 痔疾患治療薬 …………………………………… 小松正典　278
9. 皮膚外用薬 …………………………… 柳澤康乃，山内奈緒子　282
10. 水虫治療薬 …………………………………… 小見川香代子　286
11. 外用消炎鎮痛薬 ………………………………… 久保田洋子　290
12. 点眼薬 …………………………………………… 川村和美　294

薬剤・成分索引 …………………………………………………… 301
解説索引 …………………………………………………………… 307

I 部

情報収集のいろは

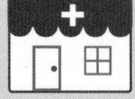

① 一般用医薬品とは？

　一般用医薬品（Over The Counter医薬品．以下，OTC医薬品）は，医薬品，医療機器等の品質，有効性及び安全性の確保等に関する法律（略称：医薬品医療機器等法）二十五条で「その効能及び効果において人体に対する作用が著しくないものであつて，薬剤師その他の医薬関係者から提供された情報に基づく需要者の選択により使用されることが目的とされているもの」と定められています．

　「その効能及び効果において人体に対する作用が著しくないもの」と規定されているとおり，OTC医薬品は，主作用のみならず「副作用」も著しくなく，安全性が高い医薬品です．

　とはいえ，「薬剤師その他の医療関係者から提供された情報に基づいて使用されるもの」と規定されているとおり，販売に際し薬剤師や登録販売者が適正な情報提供をし，その情報に基づいた使用が求められます．

　また，「需要者の選択により使用されることが目的とされているもの」と規定されているとおり，需要者が使用するか否かの判断と選択を行う医薬品です．

　最終的には需要者が選択し，使用しますが，選択の過程で，薬剤師や登録販売者の関与が重要なポイントになります．

② 医薬品のE・S・Q・Uとは？

　医薬品は，医療用医薬品，OTC医薬品のいずれも有効性（Effectiveness；E），安全性（Safety；S），品質（Quality；Q）を備えていないと製造・販売できません（薬事法十四条ほか）．

　また，医薬品がE・S・Qを完備していても適正に使用されないとその効果を発揮できないばかりか，さまざまな副作用や薬物中毒などの有害事象を引き起こす可能性が高くなります．

　OTC医薬品を販売するためには，ひとりひとりにあったE・S・Qを考慮して選択した後，適正使用（rational Use；U）のための情報提供，指導・助言が必須となります（図1）．

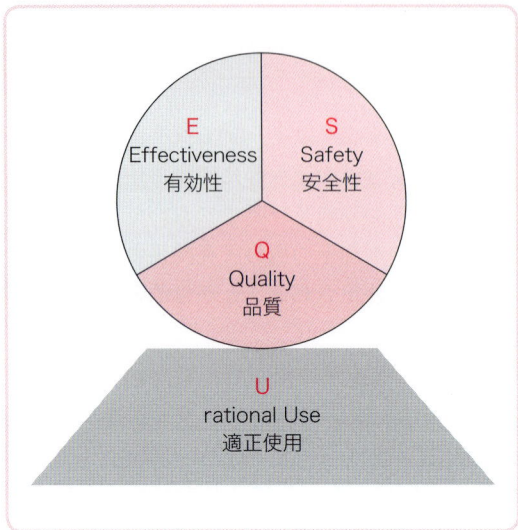

図1　4原則
［渡辺謹三（東京薬科大学　一般用医薬品学教室）講義資料より］

表1　E・S・Qを考慮した情報収集

E：有効性発揮の観点からの配慮
　　以下は相談者の症状や諸事情に適したものか
　　　1．配合された成分
　　　2．医薬品の剤形
　　　3．用量，価格

S：安全性確保の観点からの配慮
　　　1．使用禁忌，使用に際して注意する人
　　　2．本人または家族のアレルギー歴
　　　3．副作用歴
　　　4．注意すべき職業内容・作業・行為
　　　5．妊娠（その可能性）
　　　6．授乳
　　　7．乳幼児，小児，高齢者
　　　8．医療機関に受診中の疾患（基礎疾患）
　　　9．併用薬など（他のOTC医薬品，健康食品などを含む）

Q：品質保持の観点からの配慮
　　　1．保管法などは相談者の諸事情に適したものか

表2　適正使用のための情報提供

U：基本的な情報提供項目
1. 医薬品の名称
2. 有効成分の名称，分量
3. 用法・用量
4. 効能・効果
5. 使用期限
6. 副作用と発現時の対処法
7. 併用してはいけない薬剤などの情報
8. 定められた回数服用しても症状が改善しない場合の対処法
9. 小児の用法用量がある場合の注意点
10. 服用により疾病検査に影響を及ぼす可能性がある場合と，その内容
11. 健康被害救済制度についての情報
12. 保管法および取り扱い上の注意点
13. その他，薬剤師が必要と認めた情報

　表1に，相談者に関してE・S・Qを考慮した情報収集のポイント，表2にはOTC医薬品を正しく使用してもらう（U）ための情報提供のポイントをまとめました．表2に示した情報を提供するためには，E・S・Qの情報収集が不可欠であることがわかります．

③ OTC医薬品の具体的な情報収集

　OTC医薬品の具体的な情報収集について説明します（図2）．

　薬局や店舗販売業にはさまざまな消費者が訪れます．OTC医薬品を購入目的で来局される方でも，はじめから商品名を指名される方，症状を訴えて，購入するべきOTC医薬品を相談される方，健康相談でこられる方など，多岐にわたります．

　薬剤師・登録販売者は，それらの方々が抱えている問題を解決するために支援するような気持ちで応対しなければいけないと考えます．

　相談によっては，医療機関への受診を勧めたり，指名されたものとは別のOTC医薬品を販売することもあります．また，OTC医薬品が必要ないと判断し，健康上のアドバイスなど，セルフケア情報を提供するのみで，OTC医薬品を販売しないこともあります．

I部　情報収集のいろは

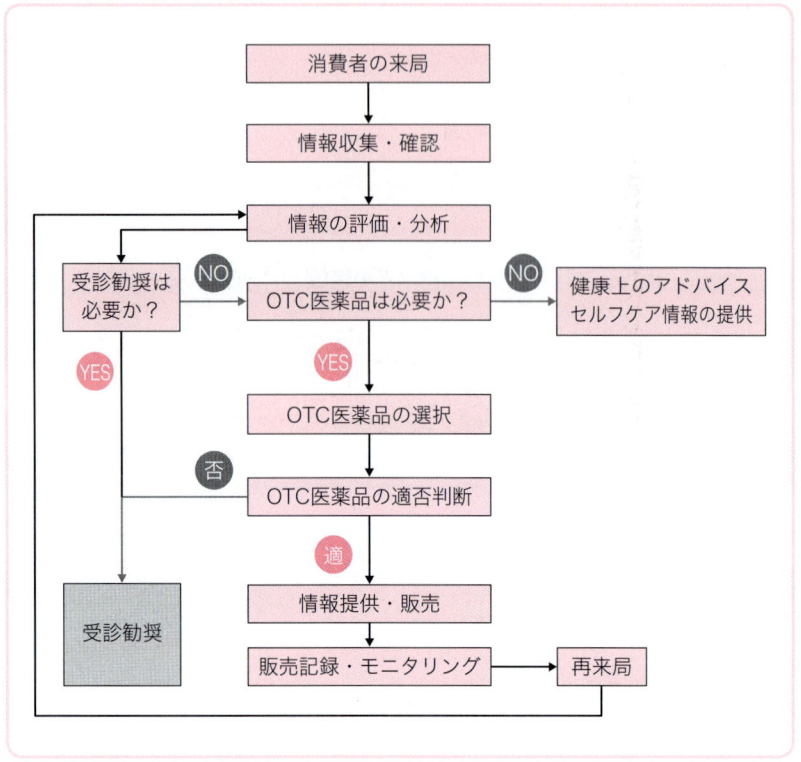

図2　販売手順

　OTC医薬品販売にあたっては，情報を聴き出すコミュニケーション技術，情報を整理して適正な選択や情報提供ができる知識や態度が必須です．
　表3～5では，日本薬剤師会作成の「一般用医薬品販売の手引き 第1版」[1]を参考に，標準的な情報収集の方法をまとめました．
　一般的な情報収集の方法を記載しましたが，OTC医薬品を購入目的で来局される方のなかには，時間がない方もいらっしゃいますし，根掘り葉掘り聴かれることに抵抗感をもつ方もいらっしゃいます．
　情報収集には，相手との間合いや雰囲気も大切です．キーポイントとなるような質問，この症状については絶対に確認しなければいけない質問を考えて情報を聴き出すことが必要です．基本的な留意事項を表6に示しますので，参考にしてください[2]．

3. OTC医薬品の具体的な情報収集

表3 確認すべき基本項目

1. **来局の動機は何か？**
   なんらかの症状や健康トラブルをもって来局されますが，来局者のなかには常備薬の購入などを目的としていて，健康上のトラブルをもっていない方もいらっしゃいますので，目的を確認しましょう．

2. **相談の対象者は誰か？**
   相談の対象となっている健康上のトラブルをもった人は，家族や友人など，来局者本人でない場合もありますので，確認しましょう．

3. **初回の来局か再来局か？**
   再来局の場合は可能な限り，前回来局時についての情報を得る必要があります．しかし，初回の場合でも，同じ症状で他の薬局・店舗販売業でOTC医薬品を購入したが症状が改善されないために来局した場合もありますので，OTC医薬品の購入歴を確認する必要があります．

表4 症状についての情報収集

1. **症状の発生部位**
   - どの部位に症状が感じられるか？
   - 症状の発生部位は広いか，狭く限定されているか？
   - それは拡大傾向か，縮小傾向か？

2. **症状の重篤度**
   - 症状はどんどんひどくなっているか？
   - 治まる傾向にあるか？
   - 苦痛は我慢できる程度か？

3. **症状の履歴**
   - 初めて経験する症状か？
   - 過去に経験した症状か？
   - 頻発するか？

4. **症状の性質**
   - どんな性質の症状か？
   例えば，痛みでは，「刺すような」「鈍い」「重苦しい」「ズキンズキン」「しびれるような」などがあります．

5. **外見**
   皮膚に現れた症状などの場合，外見が観察できるときがあります．
   - 腫れがあるか？
   - 発赤は？
   - 熱をもっているか？
   - 湿潤しているか，乾燥しているか？

6. **症状の経時的変化・症状発生の時間的特徴**
   - いつ発症したか？
   - 持続性か，断続性か？
   - 好発する時間帯があるか？
   - 特定の時間に発生するか？
   例えば，「風呂に入ると楽になる」，「食事をすると増悪する」「食後2時間くらいで痛くなる」などがあります．

7. **随伴症状**
   - 主訴に伴う症状はあるか？
   - それは主訴と同時に発生したか？
   - 随伴症状の増悪，軽快が主訴と関係しているか？

表5 相談者自身についての情報収集

1. 使用者の性別，年齢

2. 原因推定
   - 症状発生の原因は何であると相談者は思っているか？

   相談者が推定した原因が必ずしも正しいとは限りませんが，症状発現の原因が明らかなときは対応が容易になります．

3. 現在までに行った処置とその結果
   - 来局する前に薬を使用したか？その結果は？
   - 薬の種類，品名，用量，回数は？
   - 来局する前に何か治療をしたか？その結果は？

   過去に同様な症状を経験している場合は，そのときの処置とその結果も参考になりますので確認しましょう．

4. 副作用歴，アレルギー歴
   - 薬物や食物，生活用品に対するアレルギーは？
   - 以前服用した薬で副作用が起こった経験は？

   家族も含めたアレルギー歴なども参考になります．

5. 併用薬・基礎疾患・医療機関への受診状況
   - 治療中の疾患は？
   - 医療用医薬品，OTC医薬品，健康食品などの併用は？

6. 小児（乳幼児），高齢者，妊娠（その可能性），授乳

   特別な配慮が必要です．

7. スポーツ選手

   OTC医薬品にもドーピング対象のものがありますので，選手がうっかりドーピングにより，せっかくの成績が無効になったり，出場停止にならないよう配慮しましょう．

表6 情報収集の際の基本的な留意事項

1. 言葉づかいに注意しましょう
2. 気配りを忘れないようにしましょう
3. 聞き上手になりましょう
4. 意見を押しつけないようにしましょう
5. 専門用語はなるべく使わないようにしましょう
6. 来局者のプライバシーに配慮しましょう

［日本薬剤師会：対面話法例示集 二訂版，2009より作成］

④ 状況の評価

　情報を収集した後，それを評価・分析し，下記①～③のいずれかに振り分け，来局者に提案します．
　セルフメディケーションにおける薬剤師が果たす役割において，この業務はとても意義があり，やりがいのある業務だと思います．
　① 医療機関への受診勧奨は必要か？
　② OTC医薬品は必要か？ OTC医薬品を使用しなくとも，生活指導で対応可能な症状か？
　③ 選択したOTC医薬品は，使用する人に適しているか？

A　OTC医薬品を選択する場合

　OTC医薬品を選択する場合については，「Ⅱ部 こんなお客さんが来局したら，どんなOTC医薬品を勧めますか？」で症状別に紹介していきますが，来局者はOTC医薬品の種類（ブランド，メーカーなど），剤形，価格などに要望をもっていることがあります．最適なOTC医薬品を選択しても「商品の押しつけ」「自由に商品を選べなかった」という不満が出て，アドヒアランスに影響が出てきます．安全性に影響がなければ，有効性を多少犠牲にして来局者の指定するOTC医薬品を選択，販売することも必要です．もし，どうしても推奨するOTC医薬品がある場合は，理由を説明して納得して購入していただくことが必要です．
　最近，スポーツ選手のドーピングが問題となっています．ドーピングは，決してトップアスリートに限られるものではありません．意図的なドーピングではなく，「市販の風邪薬を飲んでしまった」「口ひげをはやすために軟膏を使ってしまった」などで試合出場停止になった例もあります．禁止薬物は毎年更新されていますので，対象の方が相談にこられた際は，世界アンチ・ドーピング機構の禁止薬剤リスト[3]を参照されるとよいと思います．

表7　受診勧奨が必要な場合

1. 重篤な症状があるとき

2. 軽度の症状でも
   - 長期にわたって継続しているとき
   - 時間経過に伴い増悪したり，症状の現れる範囲が広がるとき
   - 症状発生の原因の推定が困難で，重大な病気の前兆が疑われるとき

3. 来局者が訴える症状に効能効果があるOTC医薬品がないとき

4. 同種薬の長期連用による薬物耐性などが疑われるとき

5. 薬物中毒などが疑われるとき

6. 来局者の健康状態・事情によりOTC医薬品が使用できないとき
   - 医療機関にかかっている疾病，既往歴，他の医薬品などとの相互作用
   - 副作用歴，アレルギー歴
   - 乳幼児，小児，高齢者，妊娠（その可能性），授乳

B　受診勧奨が必要な場合

　来局者の情報を評価し，受診勧奨が必要と思った場合は，なぜ医療機関の受診が必要なのか，なぜOTC医薬品では対応できないのかを丁寧に説明することが必要です。

　表7のような場合は，受診勧奨すべきと判断します。

　また，受診勧奨の場合は来局者の「かかりつけ医」への受診を勧めますが，逆に医療機関の紹介を求められた場合には，その症状にあった適切な医療機関を紹介しましょう。そして，来局者の同意があれば，医療機関への紹介状（図3）を提供するとよいと思います。

　日頃から，近隣の医療機関の特徴や開院時間，所在地などをすぐ調べられるようにしておくことや，休日や時間外の場合の紹介先などを知っておくことが必要です。

4. 状況の評価

先生侍史	患者紹介状	
患者氏名		住所 〒
M・T・S・H 年 月 日生まれ		TEL
主訴		
現在かかっている病・医院名 および病名・薬剤	アレルギー有無 あり（　　　　　） なし	
	副作用経験 あり（　　　　　） なし	
現在服用している一般用医薬品・健康食品など		
その他		
以上のとおりですので，よろしくご高診のほどお願い申し上げます．		
〒113-0000 文京区本郷0-0-0 そらの薬局 TEL 03-3811-×××× FAX 03-3811-×××× (株)そらの薬局 代表取締役 蔵前みどり	担当薬剤師　新米 進 　　　　　　蔵前みどり 平成●年×月▲日	

図3　患者紹介状の例

［日本薬剤師会：一般用医薬品販売の手引き第1版，2009より改変］

C　再来局の場合

　来局者にOTC医薬品を販売したあとも，再度，様子を聞かせていただくような継続的なフォローが重要です．

　症状の具合を聞かせてもらい，現時点の症状に適したOTC医薬品を選択したり紹介状を記載し医療機関を紹介することが，地域で信頼される薬剤師になれる早道と思います．

11

文　献

1) 日本薬剤師会：一般用医薬品販売の手引き 第1版, 2009
2) 日本薬剤師会：対面話法例示集 二訂版, 2009
3) 世界アンチ・ドーピング機構による禁止薬剤リスト（日本語版）
　http://list.wada-ama.org/jp/

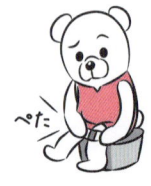

II部

こんなお客さんが来局したら，
どんなOTC医薬品を勧めますか？

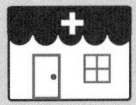

chapter 1 熱と痛み

　熱や痛みは，体内で産生されるプロスタグランジンによって発生します．アスピリン，イブプロフェン，ロキソニン，イソプロピルアンチピリンはプロスタグランジンの産生を抑制することにより症状を抑えます．また，アセトアミノフェンは主に視床下部の体温中枢に直接作用して体温を下降させる作用があります．

　このように，解熱鎮痛薬は，頭痛，生理痛，歯痛などの痛みや発熱などの症状を緩和するために使用します．しかし，あくまでも対症療法ですので，5〜6回服用してもよくならない場合は受診が必要です．また，すぐに受診が必要な病気が隠れている場合があるので症状をよく確認し，必要に応じて医療機関への受診を勧めましょう．各症状での受診勧奨のポイントは，シナリオのなかで示します．

　また，各製品は効き目を速くする，胃にやさしい，などのさまざまな工夫がされているので，お客さんの症状や生活スタイルにあったものを選択しましょう．

　本章では，解熱鎮痛薬の各成分に適した症状と禁忌の症状を整理しました．

Ⅱ部　こんなお客さんが来局したら，どんなOTC医薬品を勧めますか？

▶ひとめでわかる　OTC医薬品選択のポイント

		解熱鎮痛成分					
		イブプロフェン	イソプロピルアンチピリン	アセトアミノフェン	エテンザミド	ロキソプロフェンナトリウム水和物	アスピリン
効果のある成分	生理痛	○	○	○	○	○	○
	頭痛	○	○	○	○	○	○
	発熱	○	○	○	○	○	○
	喉の痛み	○	○	○	○	○	○
	精神的・心理的に痛みを緩和						
	胃粘膜保護						
選んではいけない（×）あるいは注意が必要な成分（△）	ピリン系のアレルギー		×				
	15歳未満の小児	×	△ ※2	△ ※2	× ※1	×	× ※1
	喘息	×	×	×	×	×	×
	出産予定12週以内の妊婦	×	△	△	△	×	×
	心臓病	△	△	△	△	×	△
	肝臓病	△	△	△	△	×	△
	腎臓病	△	△	△	△	×	△
	胃，十二指腸潰瘍	△	△	△	△	×	△

※1　サリチル酸系は水痘もしくはインフルエンザにかかっている，あるいは疑いのある小児（15歳未満）には使用しない
※2　製品により年齢制限が違う

1. 熱と痛み

	催眠鎮静成分		鎮痛補助成分		制酸成分		
	ブロモバレリル尿素	アリルイソプロピルアセチル尿素	無水カフェイン	カフェイン水和物	酸化マグネシウム	乾燥水酸化アルミニウムゲル	合成ヒドロタルサイト（ダイバッファーHT）
	○	○	○	○			
					○	○	○

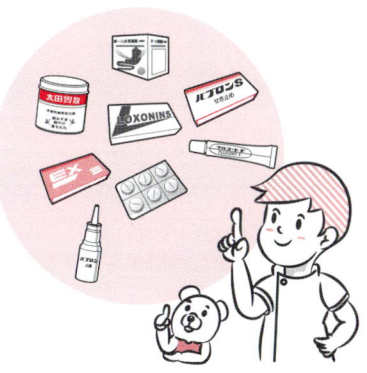

Ⅱ部 こんなお客さんが来局したら，どんなOTC医薬品を勧めますか？

シナリオ 1.1
生理痛に悩むお客さんの巻

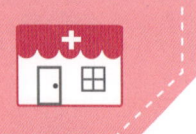

レベル ★★★

Step 1 お客さんの症状を聴き出そう

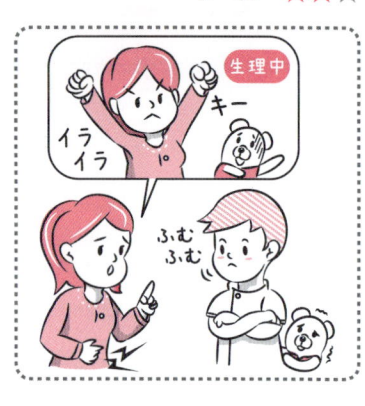

客：生理痛に効く薬はどれがいいですか？

新米：お薬を飲まれるのはお客様ご自身ですか？

客：はい，そうです．

新米：今，痛みますか？

客：今は生理中ではないから大丈夫よ．

新米：生理の期間中ずっと痛みますか？ それとも2～3日ですか？ 我慢できないような痛みですか？

客：2日ほどかな．我慢できなくはないけど，結構つらいです．

新米：それは大変ですね．出血が多かったり，塊のようなものが出てくることはありませんか？

客：2日目は多いけど，それ以外はそれほどでもないです．

新米：現在，病院にかかられていたり，アレルギー，喘息などはございませんか？

客：病院にはかかっていませんし，アレルギーもないです．

新米：では，ほかに飲まれているお薬はありませんか？

客：はい，飲んでいません．

新米：わかりました．特に胃が弱い体質ではありませんか？

客：胃は弱くないです．

新米：そのほかに，ご心配な点などはございませんか？

客：そうね．生理中はイライラすることがあるし，とてもつらいので，痛みを抑えてほしいの．

1. 熱と痛み／シナリオ 1.1

Step 2 聴き取りポイント

● 相談の対象者	本人（20歳代，女性）
● 症　状	生理痛（我慢できないほどの痛みではない） 出血はひどくない
● 症状の経過	生理中の2日間が痛む
● 副作用歴，アレルギー歴	なし
● 喘　息	なし
● 併用薬	なし
● その他	生理中にイライラする

　今回は生理痛に悩むお客さんです．ひどい痛みや，出血過多の場合は子宮筋腫や子宮内膜症などの疑いがあるので，受診を勧めましょう．そのためにも痛みの程度や期間，できれば出血の程度を確認します．また，胃が弱くないか，痛み以外の症状がないかを確認することにより，お客さんに適した商品を勧めることができます．

　また，解熱鎮痛薬の成分はさまざまな医薬品との相互作用が報告されているので，併用薬を確認することは大切です．

Step 3 ベテランのアドバイスを聞いてみよう

蔵前：このお客さんには，どんな商品をお勧めしますか？
新米：生理痛なのでイブプロフェン製剤がいいと思います．
蔵前：そうね．イブプロフェンは末梢でのプロスタグランジンの合成を阻害することにより，過度の子宮収縮から発生する痛みを抑え，生理時の不快な下腹部の痛みや腰の痛みを和らげるからいいわね．例えば，どの商品を勧めますか？
新米：イブプロフェン製剤のリングルアイビー200，ナロンエース，イブクイック頭痛薬はどうでしょう？
蔵前：3つの商品の特徴は？
新米：リングルアイビー200はイブプロフェンを医療用と同じ1錠あた

り200 mg含みます．**ナロンエース**はエテンザミド配合でダブルブロック，つまり痛みのもとと痛みの伝わりをブロックします．**イブクイック頭痛薬**は酸化マグネシウム配合で，胃粘膜を保護するとともにイブプロフェンの吸収を促進します．ですから，効き目の立ち上がりが速く，胃にもやさしいのが特徴です．

蔵前：そうですね．お客さんの症状は？
新米：痛みがつらいようなので，速く効く薬がいいですね．
蔵前：そうね．痛みに速く効くのは？
新米：**イブクイック頭痛薬**ですね．
蔵前：お客さんは「生理中にイライラする」ともいってますね．
新米：そうですよ．
蔵前：鎮静成分が入っている商品は，生理時にイライラする方にいいわね．その分，眠気の出る可能性もあります．お客さんの生活スタイルを確認して，生理痛は痛みが強くなってから服用するよりも，痛みを感じ始めたときに服用するほうが効果的なこともお話しするといいわね．

では，これら3つの商品の特徴をお客さんにわかりやすく説明して，お客さんに選んでもらうといいですね．3つがどう違うか，服用方法や成分をまじえてお客さんに説明できるようにしておきましょう．

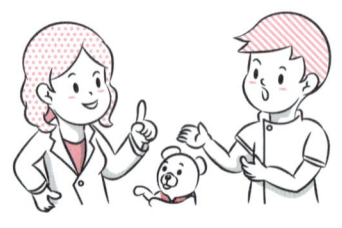

1. 熱と痛み／シナリオ 1.1

Step 4 OTC医薬品選択のポイント

生理痛に適した成分		痛み	
^^		解熱鎮痛成分	
^^		イブプロフェン	エテンザミド
主な商品名	リングルアイビー200	●	
^^	ナロンエース	●	●
^^	イブクイック頭痛薬	●	

生理痛に適した成分		痛み以外			
^^		催眠鎮静成分		鎮痛補助成分	制酸成分
^^		ブロモバレリル尿素	アリルイソプロピルアセチル尿素	無水カフェイン	酸化マグネシウム
主な商品名	リングルアイビー200				
^^	ナロンエース	●		●	
^^	イブクイック頭痛薬		●	●	●

→ OTC在庫リストからこのお客さんにお勧めの薬を選ぶとすると・・・

> リングルアイビー200
> ナロンエース
> イブクイック頭痛薬

Step 5 お客さんに説明しよう

新米：生理痛ですと，イブプロフェン製剤がよろしいかと思います．**リングルアイビー200**，**ナロンエース**，**イブクイック頭痛薬**がございます．いずれも痛むときに飲んでいただきます．**リングルアイビー200**は1回1錠飲んでいただくタイプで1日2回まで，**ナロンエース**，イブ

クイック頭痛薬は1回2錠1日3回まで、お飲みいただけます。

客：どう違うの？

新米：**リングルアイビー200**は医療用と同じ量のイブプロフェンを配合しており、つらい痛みによく効きます。そして、眠くなる成分は入っていません。**ナロンエース**は痛みを抑える2種類の成分が入っています。また、鎮痛効果を高める成分が配合されています。**イブクイック頭痛薬**も鎮痛効果を助ける成分を配合しています。さらに胃を守る成分が入っており、胃にやさしく効き目が速いのが特徴です。
ナロンエースと**イブクイック頭痛薬**に入っている鎮痛効果を助ける成分は、イライラするときにも効果があります。しかし、人によっては眠くなることもあります。

客：そう。効き目が速くて胃にやさしいのがいいわね。イライラに効果があるのもいいわ。

新米：はい。それでしたら、こちらの**イブクイック頭痛薬**はいかがでしょうか？

客：じゃ、それいただくわ。

新米：はい。ありがとうございます。できるだけ空腹を避けて1回2錠お飲みください。続けて飲む場合は4時間以上あけて、多くとも1日3回までにしてください。お薬を5～6回飲んでも痛みがとれなかったり、ひどい出血が続くようでしたらご相談ください。痛みが出始めたときに早めに飲むとより効果が高いです。我慢しないで早めに飲んでくださいね。人によっては眠くなることもありますから、飲んだ後は車の運転などはしないでください。

Step 6 説明のポイント

痛みの場合、できるだけ速やかに、そしてよく効いてほしいとお客様は思っています。それぞれの商品は速く、よく効くように製剤工夫がされています。そして一口に生理痛といっても、痛みに付随する症状もさまざまですし、生活スタイルもさまざまです。胃が弱くないか、生理中イライラするのか、仕事や運転などをするのかを確認したり、それぞれの薬剤の違いを説明して、お客さんと一緒にあったものを選ぶとよいでしょう。

1. 熱と痛み／シナリオ1.2

シナリオ 1.2
ロキソニンSを買いにきたお客さんの巻

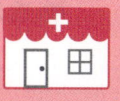

レベル ★★★

Step 1　お客さんの症状を聴き出そう

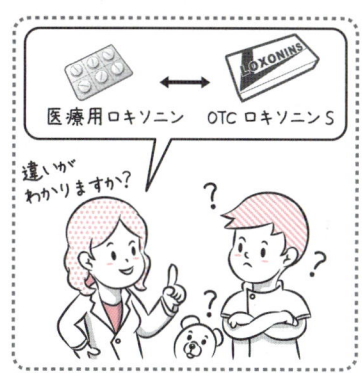

客：ロキソニンをください．

新米：はい．**ロキソニンS**ですね．今日はどうされたのですか？

客：頭痛がするのよ．

新米：そうですか．それはつらいですね．お薬を飲まれるのはお客様ご自身ですか？　いつ頃から痛みますか？

客：そうね．2〜3日前かしら？

新米：痛みはどんな痛みですか？　ズキンズキンしますか？　締め付けられるような重い痛みですか？

客：締め付けられるような重い痛みです．たまにあるのよね．

新米：ロキソニンはお飲みになったことがありますか？

客：ええ．病院でもらって飲んだことがあるわ．よく効くのよ．

新米：そうですか．そのとき，お薬を飲んで具合がわるくなったりしませんでしたか？

客：ええ，ないです．

新米：今は病院にかかったり，ほかにお薬を飲んだりしていませんか？　喘息はないですか？

客：飲んでないわ．喘息もないわ．

Step 2 聴き取りポイント

● 相談の対象者	本人（30歳代，女性）
● 症　状	頭が締め付けられるような重い痛み
● 症状の経過	2～3日前から
● 副作用歴，アレルギー歴	なし
● 喘　息	なし
● 併用薬	なし
● 受診勧奨の必要	なし

　お客さんは頭痛で病院から処方されたロキソニンを飲んだことがあり，ロキソニンSを買いにこられました．しかし，一口に頭痛といっても部位や程度，発症の頻度や持続時間などの症状はさまざまです．OTC医薬品で，対処できる頭痛かどうかの見極めが大切です．そこで，①片頭痛，②緊張型頭痛，③受診勧奨の必要なものか，を確認し，症状に対してロキソニンSが適切か判断する必要があります．また，ロキソニンSと医療用ロキソニンとでは服用方法の違いがありますから，その違いをお客さんに説明する必要があります．

　また，表1に危険な頭痛の特徴についてまとめました．このような症状が確認されたら，すぐに受診を勧めましょう．

Step 3 ベテランのアドバイスを聞いてみよう

蔵前：このお客さんはロキソニンSを買いにこられていますが，販売するときはどんなことに注意しますか？
新米：頭痛の場合，まず危険な頭痛がどうか，OTC医薬品で対処できる頭痛かどうかを考えます．それから，頭痛の種類にあっているかを確認します．締め付けられるような重い痛みなので，緊張型頭痛だと思います．ですからロキソニンSを販売して問題ないと思います．
蔵前：そうですね．ほかに気をつけることは？
　　　お客さんは以前に医療用のロキソニンを使っていますね．ロキソニ

表1　危険な頭痛の特徴

中高年以上で，生まれて初めて，突然の激しい痛み	くも膜下出血が疑われる場合あり
視野の片側が暗くなるなどの視野異常	脳梗塞の可能性あり
手足に麻痺やしびれが出る，感覚障害や意識障害を伴う	椎骨動脈解離，脳梗塞，くも膜下出血などの可能性あり
鎮痛薬が効かない頭痛，日ごとに増悪する頭痛	薬物乱用頭痛（medication overuse headache；MOH）の可能性あり

　　　ンSと医療用ロキソニンの違いはどういったものでしょうか？
新米：成分はまったく同じですが，たしか服用方法が違いますね．医療用ロキソニンは1回1錠（60 mg）1日3回，頓服の場合1回1〜2錠（60〜120 mg）ですが，**ロキソニンS**の場合は1回1錠を通常1日2回まで，再度痛みなどの症状があらわれた場合は3回目を服用することができます．
蔵前：そのことをお客さんにしっかり説明する必要がありますね．そして緊張型頭痛の場合は肩こりも関係してくるので，肩こりのケアについてもアドバイスするといいでしょう．

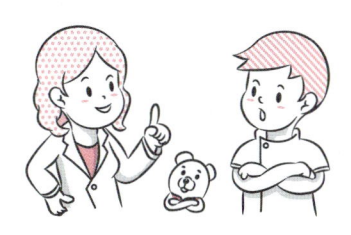

Step 4 OTC医薬品選択のポイント

	用　法	効能・効果
ロキソニンS	1回1錠（60 mg） 1日3回まで	○頭痛・月経痛（生理痛）・歯痛・抜歯後の疼痛・咽喉痛・腰痛・関節痛・神経痛・筋肉痛・肩こり痛・耳痛・打撲痛・骨折痛・ねんざ痛・外傷痛の鎮痛 ○悪寒・発熱時の解熱
医療用ロキソニン	1回1錠（60 mg） 1日3回 頓用の場合は， 1回1〜2錠（60〜120 mg）	○下記疾患ならびに症状の消炎・鎮痛 　関節リウマチ，変形性関節症，腰痛症，肩関節周囲炎，頸肩腕症候群，歯痛 ○手術後，外傷後ならびに抜歯後の鎮痛・消炎 ○下記疾患の解熱・鎮痛 　急性上気道炎（急性気管支炎を伴う急性上気道炎を含む）

Step 5 お客さんに説明しよう

新米：締め付けられるような重い痛みですので，おそらく緊張型頭痛が考えられます．こちらのロキソニンSは痛みの発生メカニズムに作用して，すぐれた効果を発揮します．

客：そう，よく効くのよ．

新米：病院にかかられたときは，ロキソニンをどのように飲んでいたか覚えていますか？

客：たしか，毎食後に飲んでいたわ．

新米：そうですか．こちらのロキソニンSはお医者様が出されるロキソニンとまったく同じものですが，少し飲み方が違います．毎食後ではなく，痛みがあるときだけ飲むようにしてください．なるべく空腹を避けて1回1錠を1日2回まで，4時間は間隔をあけてください．再度痛みがあらわれた場合は，3回目を飲むことができます．1回に2錠は飲まないでください．

客：わかりました．

新米：お薬を飲んで胃もたれ，胸やけ，背中の痛み，むくみなどがあらわれたら，飲むのを中止して私どもに相談してください．

客：では，1箱ください．
新米：はい．ありがとうございます．
　　　ところでお客様は，肩こりなどはありませんか？
客：そう，凝り性でひどくなると頭痛がしてくるのよ．
新米：肩こりと緊張型頭痛には密接な関係があります．凝って痛い部分を温めたり，軽く動かして血流を改善すると少し楽になると思います．試してみてください．

Step 6　説明のポイント

　ロキソニンSを指定して購入にこられたお客さんですから，医療用ロキソニンの使用経験の有無を確認し，使ったことのある場合は服用方法の違いをお客さんにわかりやすく説明しましょう．また，緊張型頭痛の場合，肩こりのケアも説明してあげるとよいでしょう．

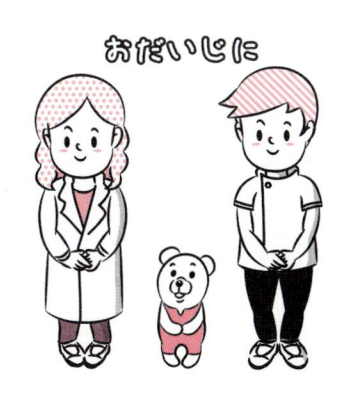

II部　こんなお客さんが来局したら，どんなOTC医薬品を勧めますか？

シナリオ 1.3
「ピリン系で皮膚にブツブツができたからピリンはいや」というお客さんの巻

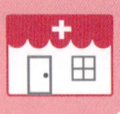

レベル ★★★

Step 1　お客さんの症状を聴き出そう

客：解熱薬をください．

新米：はい，解熱薬ですね．お薬を飲まれるのはお客様ご自身ですか？

客：そう．

新米：熱は何度ぐらいですか？　いつから熱がありますか？

客：今日だんだん熱が出てきた感じで，38度近いかな．仕事が忙しくてなかなか病院に行けないんだ．

新米：そうですか．そのほかの症状はございませんか？

客：そういえば，喉も少し痛いかな．

新米：ほかにお薬を飲まれたり，アレルギーや喘息などはございませんか？

客：そうそう，ピリン系で皮膚にブツブツができたからピリンは嫌なんだ．薬は，ほかには飲んでないよ．

Step 2　聴き取りポイント

● 相談の対象者	本人（30歳代，男性）
● 症　状	急な発熱（38度近い）
● 症状の経過	当日から
● 副作用歴，アレルギー歴	あり
● 喘　息	なし
● 併用薬	なし
● 受診勧奨の必要	なし

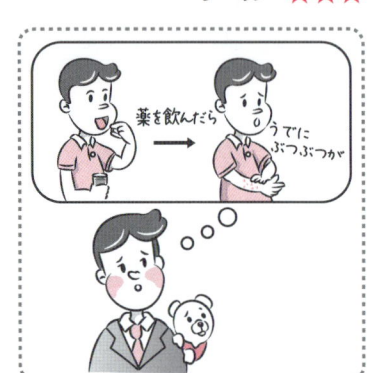

熱が出たときは何度出ているのか，何日ぐらい続いているのかを確認する必要があります．急な高熱の場合はインフルエンザや感染症が疑われることがありますし，微熱が続いている場合も病気が隠れている場合があります．症状の度合によっては，受診を勧める必要があります．また，アレルギーの確認，併用薬の確認も大切です．

Step 3 ベテランのアドバイスを聞いてみよう

蔵前：このお客さんはピリンの副作用がありますね．どの商品は避ける必要がありますか？

新米：ピリン系が含まれている**セデス・ハイ**は避けます．

蔵前：そうね．では，どんな商品を勧めますか？

新米：熱があって，喉も痛いということは炎症もあるので，アスピリンかイブプロフェン，ロキソニンがいいと思います．

蔵前：そうね．大人でも胃が弱かったり，アレルギー体質の人はアセトアミノフェンがいいけど，それ以外はアスピリンかイブプロフェン，ロキソニンがいいでしょう．そのお客さんはピリンでアレルギーが出ているので，ほかの薬でアレルギーが出たことがないかもう一度確認したほうがいいですね．具体的には何を勧めますか？

新米：アスピリンであれば**バファリンA**か**バファリンプラスS**，そしてイブプロフェンであれば**イブクイック頭痛薬**，**ナロンエース**，**リングルアイビー200**，ロキソニンだと**ロキソニンS**，アセトアミノフェンであれば**タイレノールA**・・・，うーん，どれに絞ればいいでしょうか？

蔵前：そうね．お客さんの生活スタイルは？

新米：仕事を休めないといってました．

蔵前：そうであれば，眠くなるのは困るんじゃないかしら？

新米：そうか，鎮静成分が入ってない単剤の商品がいいですね．**バファリンA**か，**リングルアイビー200**，**ロキソニンS**か，**タイレノールA**がいいのでは・・・．

蔵前：このお客さんはピリンの副作用のある方ですが，解熱鎮痛薬でほかに気をつけなくてはいけない既往歴は何でしょうか？

新米：ええーと・・・

蔵前：いつも，喘息があるか聞いているでしょう．

新米：あっそうだ，アスピリン喘息の既往歴のあるお客さんです．

蔵前：ここでアスピリン喘息について復習しましょう．アスピリン喘息は投与後約10分から数時間以内に発症し，重症で，意識障害やショックなどを伴い，致死的なこともあります．気管支喘息患者の10％が発症するといわれています．アスピリンだけではなく，種々の非ステロイド性抗炎症薬（non-steroidal anti-inflammatory drugs；NSAIDs）により誘発されます．アスピリン喘息の既往歴がないか，もう一度しっかりと確認したほうがいいわね．

新米：はい．「喘息を起こしたことはありませんか」と確認をします．

蔵前：そして注意を一言．発熱は何らかの体の異常に対する防御反応です．最も多いのは風邪です．むやみに熱を下げるのは逆効果のこともあるので，つらいときに一時的に熱を下げること，5～6回飲んでもよくならないときは受診するように説明しましょう．

　　　それぞれの商品の特徴を説明して，お客さんに選んでもらいましょう．

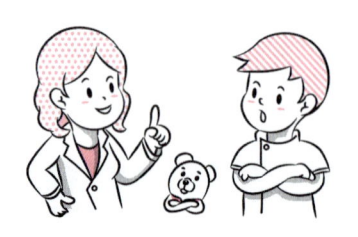

1. 熱と痛み／シナリオ 1.3

Step 4　OTC医薬品選択のポイント

発熱に適した成分		熱		
		解熱鎮痛成分		
		イブプロフェン	アセトアミノフェン	ロキソプロフェンナトリウム水和物
主な商品名	セデス・ハイ		●	
	タイレノールA		●	
	ロキソニンS			●
	バファリンA			
	リングルアイビー200	●		
使用してはいけない場合	ピリン疹			
使用しないほうがよい場合	仕事を休めない			

発熱に適した成分		熱		熱以外
		解熱鎮痛成分		催眠鎮静成分
		アスピリン	イソプロピルアンチピリン	アリルイソプロピルアセチル尿素
主な商品名	セデス・ハイ		●	●
	タイレノールA			
	ロキソニンS			
	バファリンA	●		
	リングルアイビー200			
使用してはいけない場合	ピリン疹		×	
使用しないほうがよい場合	仕事を休めない			×

→ OTC在庫リストからこのお客さんにお勧めの薬を選ぶとすると・・・

　　リングルアイビー200　タイレノールA
　　ロキソニンS　　　　　バファリンA

Step 5 お客さんに説明しよう

新米：お客様はピリン系でアレルギーが出たということですが，ほかのお薬，特に解熱薬や痛み止めを飲んで喘息などのアレルギーが出たことはないですか？

客：ないです．

新米：そうですか．では，こちらはピリン系にアレルギーのある方でも安心して飲んでいただける解熱薬です．**バファリンA，リングルアイビー200，ロキソニンS，タイレノールA**です．

客：どう違うの？

新米：**バファリンA，リングルアイビー200，ロキソニンS**は痛みを強く抑えて喉の炎症も和らげます．**タイレノールA**は作用が若干弱くなりますが，胃が弱い方やアレルギー体質の方にお勧めです．

客：ピリンでなければ大丈夫だから，よく効くほうがいいな．それに仕事があるから速く効くもの，そして眠くならないのがいいね．

新米：どの商品も眠くなる成分は入っていません．そして効き目が速いものがよろしければこちらの**バファリンA**がお勧めです．アスピリンが入っていますが，これはピリン系ではないのでご安心ください．

客：そう．じゃあ，それをください．

新米：はい，ありがとうございます．このお薬を服用するときは空腹時は避けてくださいね．お手持ちの胃腸薬と一緒に飲まれてもいいですよ．水分もしっかりとって，お忙しいでしょうが，できるだけ休息をとってください．

Step 6 説明のポイント

　解熱鎮痛薬を安全に使用するためにアスピリン喘息などの既往歴がないか，ほかにアレルギーはないか，胃が弱くないかなどを確認します．そのうえで，お客さんの生活スタイルにあったものを勧めます．仕事を休めないということですから，鎮静成分の入っていないものがよいでしょう．

chapter 2 風邪症状

　風邪とは，上気道の炎症性の疾病にかかった状態のことを示し，原因のほとんどはウイルスによるものです．症状としては咳嗽・咽頭痛・鼻汁などの局部症状，および発熱・倦怠感・頭痛などの全身症状とさまざまであり，感染したウイルスの種類や量によって症状の発現に違いがあるとされています．

　これらの症状はOTC医薬品の総合感冒薬で対処する場合が多く，各製薬企業でも多数の商品を販売しています．一般的な総合感冒薬の効能・効果は「鼻水・鼻づまり・くしゃみ・喉の痛み・咳・痰・悪寒・発熱・頭痛・関節痛・筋肉痛」です．注意しなければいけないのは，どれも風邪そのものを治療するのではなく，風邪による症状を抑える目的の薬であるということです．

　それぞれの薬で特徴はありますが，総合感冒薬は複数の成分を配合しているため，風邪の諸症状に効果が認められます．しかしその反面，必要ではない成分が入っている可能性も否めません．また，ほとんどが配合剤であるために禁忌となる疾患も見落としがちとなります．そのため，商品選択に戸惑うお客さんも多いようです．

　本章では，お客さんの症状にあった商品を確実に選択できるよう，総合感冒薬の各成分に適した症状と禁忌の症状を整理しました．

II部　こんなお客さんが来局したら，どんなOTC医薬品を勧めますか？

▶ ひとめでわかる　OTC医薬品選択のポイント

		非ピリン系解熱鎮痛成分	ピリン系解熱鎮痛成分	抗炎症成分	去痰成分	抗ヒスタミン成分	
効果のある成分	鼻　水			○		○	
	湿性咳嗽			○	○		
	発　熱	○	○				
	咽頭痛	○	○	○			
	悪　寒	○	○				
	関節痛	○	○				
	頭　痛	○	○				
	痰			○	○		
	乾性咳嗽						
選んではいけない成分	眠　気					×	
	脳血栓			トラネキサム酸×			
	ピリン疹		×				
	15歳未満	イブプロフェン×アセチルサリチル酸×					
	鶏卵アレルギー			リゾチーム×			
	前立腺肥大症					×	

2. 風邪症状

	副交感神経遮断成分	鎮咳成分	気管支拡張成分	血管収縮成分	中枢神経興奮成分	ビタミン成分	生薬成分
	○			○			○
		○	○				○
							○
							○
							○
					○		
			○				○
		○	○				○
	×						
	×			×			

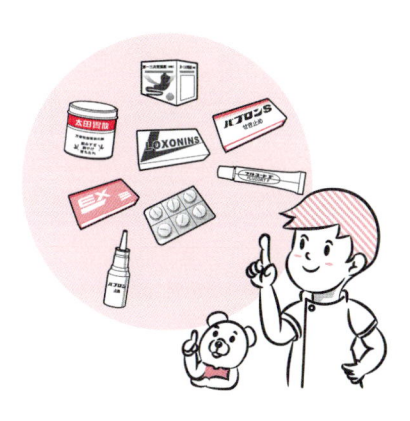

II部　こんなお客さんが来局したら，どんなOTC医薬品を勧めますか？

シナリオ 2.1
漢方薬を希望するお客さんの巻

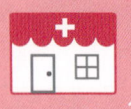

レベル ★★★

Step 1　お客さんの症状を聴き出そう

客：風邪をひいたみたいです．何かいい薬ありますか？

新米：具体的にどのような症状ですか？

客：3日ほど前から痰の絡んだ咳と，鼻水が止まりません．

新米：お熱はありますか？

客：いえ，今朝熱を測ったら平熱でした．

新米：ほかに普段と違う症状はありますか？

客：いえ，それ以外はありません．

新米：お薬を飲まれるのはお客様ご自身ですか？

客：ええ，そうです．

新米：現在，病院にかかられていたり，アレルギーや，今までお薬を服用されて副作用が出たことはございませんか？

客：特にはないです．

新米：わかりました．ほかにご心配な点などはございませんか？

客：仕事で車を運転するので，眠くならない薬がいいです．漢方薬なんか効きそうだけど，いい薬ありますか？

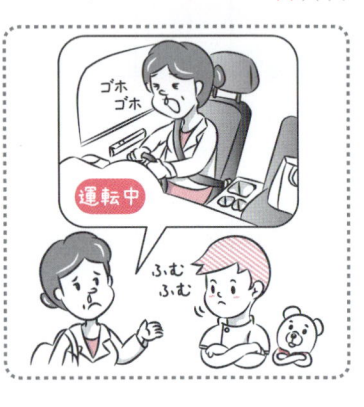

Step 2 聴き取りポイント

● 相談の対象者	本人（40歳代，女性）
● 症　状	鼻水と湿性咳嗽
● 症状の経過	3日前から
● 副作用歴，アレルギー歴	なし
● その他	眠気の副作用がない薬，漢方薬希望

　お客さんの具体的な症状を把握するためには，薬剤師からの問いかけが重要になる場合があります．風邪といっても，① 熱があるのか，② 乾いた咳があるのか，③ 痰の絡むような咳があるのか，④ 鼻水は出るのか，⑤ 頭痛や関節痛はあるのか，などさまざまです．具体的な症状を聴き取るための表現を身につけましょう．

Step 3 ベテランのアドバイスを聞いてみよう

蔵前：このお客さんには，どんな商品をお勧めしますか？

新米：ご本人は漢方薬をご希望ということでしたが，症状としては鼻水と湿性咳嗽があるということなので，抗ヒスタミン薬はどうでしょうか？

蔵前：なるほど．では，抗ヒスタミン薬の副作用にはどんなものがありますか？

新米：口渇・眠気・胸やけなどでしょうか．そうか，眠気の副作用があるから，仕事で運転をされるこのお客さんには抗ヒスタミン薬は使用できないですね．

蔵前：そうですね．そうすると，ご希望の漢方薬ではどうですか？ **コルゲンコーワ液体かぜ薬**，**カコナール小青竜湯液〈鼻かぜ・鼻炎用〉**，**カコナール2**の漢方薬3種類の違いを考えてみましょう．

新米：漢方薬の選択って難しいですね．その3つはどれも鼻水には効果があるようですが．

蔵前：そうですね．漢方薬と一言でいってもいろいろな成分が配合されて

新米：いるので，鼻水のようにどれでもある程度効果が得られるような症状もあります。

新米：なるほど．では，どんな違いがあるのでしょうか？

蔵前：一般的に風邪のひきはじめには頭痛・発熱などの症状が起こり，次に血液の循環がわるくなることによって身体にこわばりを起こします．**カコナール2**は主成分として葛根を含み，発熱・悪寒・頭痛などの風邪のひきはじめの症状に効果があります．それに対して，**コルゲンコーワ液体かぜ薬**は主成分として麻黄湯を含み，高熱や悪寒があり，身体の筋肉・関節痛があるときに適しています．

新米：なるほど．では，このお客さんは風邪のひきはじめではないですし，熱や関節痛もないので少し違いますかね．

蔵前：そうですね．それでは**カコナール小青竜湯液〈鼻かぜ・鼻炎用〉**の効果はどうですか？

新米：**カコナール小青竜湯液〈鼻かぜ・鼻炎用〉**の主成分は小青竜湯で，湿性咳嗽・気管支の炎症・鼻炎に効果があるようですね．

蔵前：そう，**カコナール小青竜湯液〈鼻かぜ・鼻炎用〉**に含まれる小青竜湯には不要な水を外に出すような作用があって結果的に鼻水や湿性咳嗽に効果を示します．そのため，花粉症の鼻症状に対しても使われますね．

新米：漢方薬は奥が深いですね．これからしっかり勉強しようと思います．では，このお客さんにはこれらの漢方薬3つを候補として違いを説明して選択していただこうと思います．

蔵前：いいですね．3つの成分・作用・服用方法などの違いを，わかりやすくお客さんに説明できるようにしておきましょう．

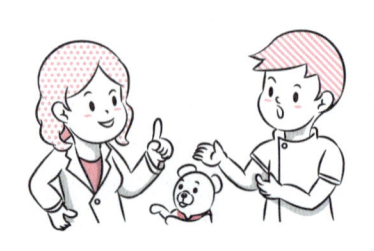

Step 4 OTC医薬品選択のポイント

鼻水，痰の絡む咳に 効果のある漢方処方		小青竜湯	葛根湯	麻黄湯
効果のある症状		湿性咳嗽，気管支 の炎症，鼻炎	風邪のひきはじめ （発熱，悪寒，頭痛）	高熱，悪寒があり， 筋肉・関節の痛み
主な 商品名	カコナール 小青竜湯液〈鼻 かぜ・鼻炎用〉	●		
	カコナール2		●	
	コルゲンコー ワ液体かぜ薬			●

→ OTC在庫リストからこのお客さんにお勧めの薬を選ぶとすると・・・

> カコナール小青竜湯液〈鼻かぜ・鼻炎用〉

Step 5 お客さんに説明しよう

新米：眠くならず，鼻水に効果があるお薬としては漢方薬である**カコナール小青竜湯液〈鼻かぜ・鼻炎用〉，カコナール2，コルゲンコーワ液体かぜ薬**の3種類がございます．いずれも液体タイプで，**カコナール2**は1日2回，そのほかは3回服用していただくお薬です．

客：粉薬かと思っていたら，液体のお薬なのね．それなら飲みやすそうでいいわ．作用は何か違いがあるの？

新米：**カコナール2，コルゲンコーワ液体かぜ薬**はどちらも風邪のひきはじめの症状に効果があります．**カコナール2**はそのなかでも発熱や頭痛などの症状に，**コルゲンコーワ液体かぜ薬**は高熱・身体の関節痛がある場合に適しています．また，**カコナール小青竜湯液〈鼻かぜ・鼻炎用〉**は痰の絡む咳や気管支の炎症がある場合に適しています．

客：そうなのね．今はとにかく痰の絡む咳と鼻水を抑えたいのだけど，どれがいいのかしら？

新米：**カコナール小青竜湯液〈鼻かぜ・鼻炎用〉**には体内の過剰な水分を外に出すような作用がありますので，そのような症状に特に効果があります．こちらはいかがでしょうか？

客：そうね，じゃあそれをいただくわ．

Step 6 説明のポイント

Step 5のように，はじめから1つの商品に限定せず，複数の商品を候補として提示して，お客さんと一緒に選ぶのもいいでしょう．特に漢方薬は配合成分が重複し，1つに決めるのはとても難しいので，作用などの違いをわかりやすくお客さんに説明しましょう．

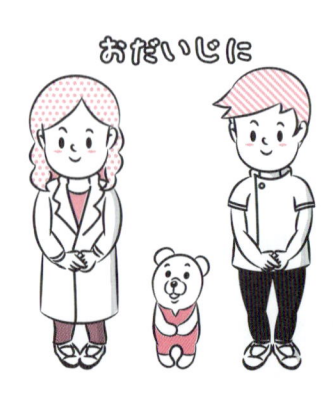

シナリオ 2.2
トラネキサム酸を服用してはいけないお客さんの巻

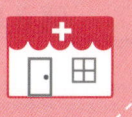

レベル ★★★

Step 1 お客さんの症状を聴き出そう

客：今朝から喉が痛くて熱が出たので，CMでみた**ルルアタックEX**を買いにきたのですが，ありますか？

新米：はい，ございます．念のため確認ですが，お薬を飲まれるのはお客様ご自身ですか？

客：ええ，そうです．

新米：現在病院にかかられていたり，アレルギーや今までにお薬で副作用が出たことなどはございませんか？

客：かかっています．薬は服用していませんが，脳血栓の可能性があるといわれて定期的に受診しています．アレルギーとか薬で副作用が出たことはありません．

新米：そうですか．血圧が高いと指摘されたことはございますか？

客：いえ，血圧はいつも正常といわれます．

新米：わかりました．また，今回の風邪の症状は喉の痛みと発熱以外には何かございませんか？

客：いえ，特にほかにはないです．

新米：わかりました．お客様には**ルルアタックEX**はお勧めできない可能性もございますので，少々お待ちください．

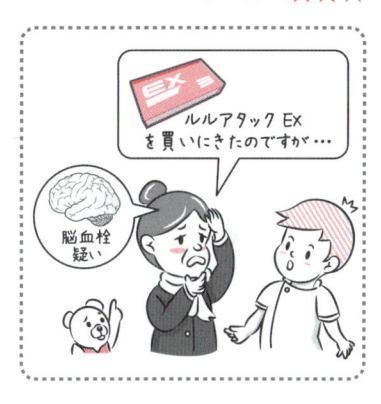

Step 2 聴き取りポイント

● 相談の対象者	本人（50歳代，女性）
● 症　状	咽頭痛と発熱
● 症状の経過	今朝から
● 既往歴	脳血栓の疑い（血圧は正常）
● 副作用歴，アレルギー歴	なし
● その他	ルルアタックEX希望

　このように，お客さんが商品を指定して購入にこられることも多くみられるケースかと思います．そのような場合にも薬剤師としてお客さんの症状に適した薬であるか，また禁忌や注意となる既往歴などがないかということをしっかりと確認することが必要となります．

Step 3 ベテランのアドバイスを聞いてみよう

蔵前：このお客さん，ルルアタックEXをご希望されているようですが適していると思いますか？

新米：いえ，ルルアタックEXにはトラネキサム酸が含有されており，血栓を起こすおそれのある人には慎重投与となっています．

蔵前：そうですね．トラネキサム酸には血管透過性の亢進作用があり，抗アレルギー・抗炎症作用をもっているため総合感冒薬に含まれているものがあります．ただ，一方でトラネキサム酸は，プラスミンによるフィブリン分解を抑制する作用があるため止血薬としても使用されます．そのため，血栓の可能性があるこのお客さんにはお勧めできないですね．脳血栓の疑いがある場合には血圧が高い可能性もありますが，その点についてもしっかり確認できていましたね．血圧が高い場合には交感神経刺激薬などは血圧に影響する可能性があるために，慎重に投与しなければならない薬があるので気をつけましょう．

新米：はい．

蔵前：では，代わりにお勧めする薬はありますか？

新米：発熱と咽頭痛の症状に効果があって，トラネキサム酸を含まない薬を選びたいと思います．**コンタック総合かぜ薬昼・夜タイプ**か**ストナジェルサイナスS**はどうでしょう？

蔵前：なるほど，たしかにその2種類はこのお客さんにもお勧めできそうですね．**ストナジェルサイナスS**は去痰成分のグアイフェネシンを含有しており，痰の訴えがある場合にはこちらのほうがお勧めできるかと思います．

コンタック総合かぜ薬昼・夜タイプはカフェインの配合を朝・昼だけにして，夕食後の薬はカフェインを含有せず生活時間にあわせて効き目をあらわすのが特徴の薬です．

カフェインの作用はわかりますか？

新米：血管を拡張させて頭痛などを改善する効果でしょうか．

蔵前：そうですね．それ以外にも覚醒作用があるので，総合感冒薬に入っている眠気を起こすような成分の作用を抑える効果も期待されていると考えられます．ただ，逆に夕食後に服用すれば不眠を引き起こすことにもなり得るので，それを改善したのが**コンタック総合かぜ薬昼・夜タイプ**ですね．

新米：なるほど．そうすると，再度お客さんの症状と，夜に睡眠が十分とれているかなどの日常生活も確認したうえで，この2つを候補としてお客さんにお勧めします．

蔵前：いいですね．効果の違いだけでなく，お客さんの睡眠状況についてもしっかりと確認して説明するようにしましょう．

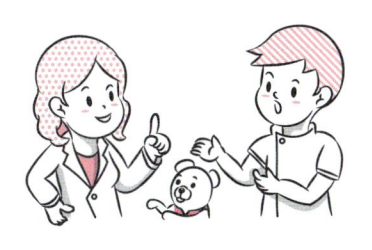

Step 4 OTC医薬品選択のポイント

咽頭痛と発熱に適した成分		解熱鎮痛成分	
^^	^^	イブプロフェン	アセトアミノフェン
主な商品名	ルルアタックEX	●	
^^	コンタック総合かぜ薬昼・夜タイプ		●
^^	ストナジェルサイナスS		●
使ってはいけない場合	血栓の可能性		

咽頭痛と発熱に適した成分		抗炎症成分	去痰成分	中枢神経興奮成分
^^	^^	トラネキサム酸	グアイフェネシン	無水カフェイン
主な商品名	ルルアタックEX	●		
^^	コンタック総合かぜ薬昼・夜タイプ			●
^^	ストナジェルサイナスS		●	●
使ってはいけない場合	血栓の可能性	×		

→ OTC在庫リストからこのお客さんにお勧めの薬を選ぶとすると・・・

> コンタック総合かぜ薬昼・夜タイプ
> ストナジェルサイナスS

Step 5 お客さんに説明しよう

新米：今回**ルルアタックEX**をご希望ということでしたが，配合されている成分で，血栓を悪化させてしまうものがあるため，お客様にはあまりお勧めできません．

客：そうだったのね．困ったわ，それにしようと思って買いにきたので．じゃあ何か代わりになる薬はないかしら？

新米：**コンタック総合かぜ薬昼・夜タイプ**か**ストナジェルサイナスS**などがございます．どちらも１日３回お飲みいただくタイプのお薬です．

客：そうなのね，違いはあるのかしら？

新米：**ストナジェルサイナスS**は痰を取り除く成分も入っております．お客様は現在痰が絡むなどの症状はございませんか？

客：そうね，特にはないです．

新米：そうですか．最初にお聞きした症状である，喉の痛みと発熱であればどちらのお薬も効果があります．ところで，少し確認ですが，普段夜はしっかり眠れていますか？

客：いえ，薬を飲むほどではないですが，もともと寝つきがよくないです．

新米：なるほど．こちらの**コンタック総合かぜ薬昼・夜タイプ**は朝・昼用と夜用の２種類に分けてあり，夜用にはカフェインが入っていません．カフェインは頭痛をやわらげる作用があるのですが，覚醒作用もあります．総合感冒薬での眠気を予防する目的も含めて入っていますが，逆に夜に服用すれば眠りを妨げる可能性があります．そのため，この**コンタック総合かぜ薬**は日中と夜それぞれの生活時間にあわせて効き目をあらわすようにつくられています．

客：へぇ，そんな薬があるのね．それじゃあ，その**コンタック総合かぜ薬昼・夜タイプ**をいただこうかしら．

Step 6 説明のポイント

今回のように商品を最初から指定してこられたケースで，既往歴や症状などから「適していない」と判断される場合には，きちんとその理由をお客さんに説明したうえで，ほかに適した商品をいくつか候補として提示するのがよいでしょう．また，症状や既往歴以外にも，必要に応じて睡眠などの日常生活についても聴き取りを行い，より適した薬を選択してもらいましょう．

Ⅱ部　こんなお客さんが来局したら，どんなOTC医薬品を勧めますか？

シナリオ 2.3
イソプロピルアンチピリンを服用してはいけないお客さんの巻

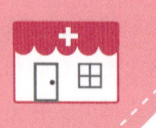

レベル ★★★

Step 1　お客さんの症状を聴き出そう

客：昨日の夜から風邪ひいちゃって，知り合いに**プレコール持続性カプセル**がよく効くからって勧められたんだけど，あるかな？

新米：置いてありますよ．少し確認させてください．
お薬を飲まれるのはお客さんご自身でよろしいですか？

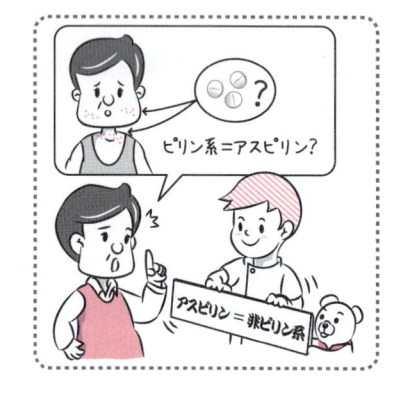

客：うん，そうだよ．

新米：現在の症状としては，どのようなものがありますか？

客：悪寒と関節痛かな．

新米：わかりました．現在病院にかかられていたり，アレルギーや，今までにお薬を服用して副作用が出たことなどはございませんか？

客：病院にはかかってないよ．アレルギーはないけど，市販の風邪薬で湿疹が出たことがあるよ．

新米：そうですか．お薬の名前などは覚えていらっしゃいますか？

客：ずいぶん前のことなのではっきりは覚えていないけど，たしかピリン系の薬のせいじゃないかって聞いた気がするよ．アスピリンがいけないのかな？

新米：そうですか．ただ，アスピリンというお薬は名前にはピリンとつくのですが，非ピリン系といって，ピリン系のお薬ではないんですよ．

客：そうか，名前が似てるからアスピリンと思っていただけだな．ピリン系の薬がだめだった気がするよ．

新米：そうですか．わかりました．残念ながら，お客様ご希望の**プレコー**

46

ル持続性カプセルはピリン系のお薬が入っていますので，ほかのお薬をお調べしますね．

Step 2 聴き取りポイント

相談の対象者	本人（40歳代，男性）
症　状	悪寒，関節痛
症状の経過	昨夜から
既往歴	なし
副作用歴，アレルギー歴	あり［風邪薬で発疹（ピリン疹？）］
その他	プレコール持続性カプセル希望

　商品名を指定されてきた場合にも，服用する人・症状・既往歴・副作用歴・アレルギー歴を確認することを忘れないようにしましょう．特に副作用歴では詳細を把握していないお客さんも多く見受けられるため，ある程度の可能性を加味して薬剤を選択する必要性が出てくることもあります．また，アスピリンはピリン系薬剤だと誤解されている方も多く，その場合にはピリン系薬剤について説明を行いましょう．

Step 3 ベテランのアドバイスを聞いてみよう

新米：このお客さんはピリン疹と疑われる副作用歴があるので，ピリン系のイソプロピルアンチピリンを配合するプレコール持続性カプセルをご希望ですが，お勧めできないようです．また，アスピリンがいけないとおっしゃってますが，これは勘違いということでよかったでしょうか？

蔵前：アスピリンはピリンという名前がつくので，ピリン系薬剤と勘違いされがちですが，新米君の判断でおそらくまちがいないと思います．副作用歴についてはご本人の記憶が確かではないようですが，ピリン疹の可能性があるとのことなので，ピリン系薬剤を配合する薬は避けたほうがいいでしょう．それでは，どの薬をお勧めしますか？

新米：わかりました．このお客さんにはストナプラス2やコルゲンコーワIB「1日2回」Tカプセルなどはどうでしょうか．ストナプラス2は解熱・鎮痛成分としてアセトアミノフェンとエテンザミドを配合し，コルゲンコーワIB「1日2回」Tカプセルはイブプロフェンを含有しているので，このお客さんにもお勧めできるかと思います．

蔵前：なるほど．お客さんの症状は悪寒と関節痛ということでしたが，ほかには訴えはなかったですか？

新米：特にはないようです．

蔵前：悪寒や関節痛などを訴える人ではインフルエンザの可能性も考慮しなくてはいけません．
発熱がないかを確認し，薬を服用して改善しない，または急な発熱があるようであればすぐに受診するように伝えましょう．

新米：なるほど．たしかにそうですね．まずは発熱などのインフルエンザを疑う症状がないことを確認したいと思います．そのうえで，プレコール持続性カプセルはピリン疹のある方には使用できない旨を伝え，ストナプラス2，コルゲンコーワIB「1日2回」Tカプセルを候補としてお客さんにお勧めします．

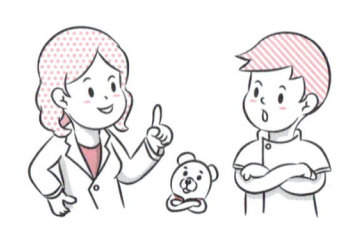

2. 風邪症状／シナリオ 2.3

Step 4 OTC医薬品選択のポイント

悪寒，関節痛に適した成分		解熱鎮痛成分	
^^		ピリン系	非ピリン系
^^		イソプロピルアンチピリン	イブプロフェン
主な商品名	プレコール持続性カプセル	●	
^	ストナプラス2		
^	コルゲンコーワIB「1日2回」Tカプセル		●
使ってはいけない場合	ピリン疹	×	

悪寒，関節痛に適した成分		解熱鎮痛成分	
^^		非ピリン系	
^^		アセトアミノフェン	エテンザミド
主な商品名	プレコール持続性カプセル		
^	ストナプラス2	●	●
^	コルゲンコーワIB「1日2回」Tカプセル		
使ってはいけない場合	ピリン疹		

→ OTC在庫リストからこのお客さんにお勧めの薬を選ぶとすると・・・

> ストナプラス2
> コルゲンコーワIB「1日2回」Tカプセル

Step 5 お客さんに説明しよう

新米：確認ですが，いま現在の症状としては悪寒と関節痛ということでしたが，お熱はないですか？
　客：熱はさっき測ってみたけど，平熱だったよ．
新米：そうですか，わかりました．もし発熱がみられる場合にはインフル

エンザの可能性も否定できないので，そのような場合には病院を受診するようお勧めします．ご家族や身近な方でインフルエンザに最近かかられた方などはいらっしゃいませんか？

客：いないね．じゃあ熱が出るようだったら念のため病院に行くことにするよ．

新米：そうですね．先ほどもいいましたが，お客様のご希望である**プレコール持続性カプセル**は以前お客様が服用されて湿疹が出たというピリン系のお薬が入っているため，お勧めできません．その代わりとして**ストナプラス2**や**コルゲンコーワIB「1日2回」Tカプセル**などがお勧めできます．

客：なるほど，その2つはピリン系の薬は入ってないんだね．

新米：はい．解熱・鎮痛成分としてピリン系の代わりとなる成分が入っています．

客：その2つは，どう違うの？

新米：まず服用回数は，**ストナプラス2**は1日3回，それに対して**コルゲンコーワIB「1日2回」Tカプセル**は長く効く1日2回タイプのお薬です．作用はどちらも悪寒・関節痛以外にも一般的な風邪症状に効果があります．

客：そう，じゃあ飲み忘れないように1日2回の**コルゲンコーワIB「1日2回」Tカプセル**にするよ．

Step 6 説明のポイント

　総合感冒薬のOTC医薬品はほとんどが配合剤であり，副作用歴がある場合には，特に注意して成分を確認する必要があります．また，今回のようにお客さんが指定されてきた薬剤がその副作用歴から適さない場合には，その旨をお客さんに説明したうえで，ほかに適した商品をいくつか候補として提示するのがよいでしょう．また，その際には主要成分や服用方法などの違いをお客さんにわかりやすく説明しましょう．

　ピリン系薬剤での副作用歴がある方は比較的多いですが，名称からかアスピリンをピリン系薬剤であると誤解されている方も多く，そのような場合にはアスピリンは非ピリン系薬剤である旨を説明し，次回からの薬の選択に役立ててもらうようにしましょう．

シナリオ 2.4
「家族で風邪をひいてしまって．この薬，息子も一緒に使えるかしら」というお客さんの巻

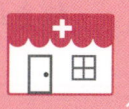

レベル ★★★

Step 1 お客さんの症状を聴き出そう

客：風邪をひいてしまったので，風邪薬ください．

新米：はい．現在の症状を教えていただけますか？

客：私は一昨日から頭痛と鼻水と痰が出ます．それが息子にもうつってしまったようで，今朝，頭痛がするといっていました．

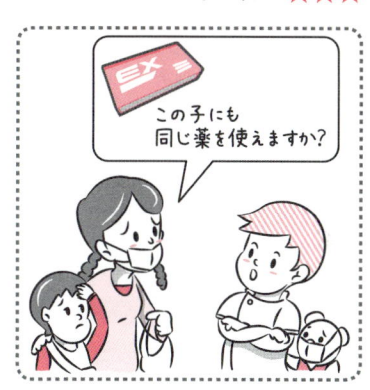

新米：では，お薬を服用されるのはお客様と息子さんということでよろしいですか？ 息子さんは今おいくつですか？

客：小学校3年生です．風邪をひいているのは私と息子だけなので，2人で飲みます．以前風邪をひいたときに飲んだことがあるエスタックイブファインはよく効いたんだけど，どうかしら？

新米：確認いたしますね．現在ご妊娠中とか，病院にかかられていたりとか，アレルギーや今までお薬を飲まれて副作用が出たことなどはございませんか？

客：私も息子もないです．

新米：わかりました．そのほかに，ご心配な点などはございませんか？

客：はい．

Step 2 聴き取りポイント

● 相談の対象者	本人（30歳代，女性），息子（9歳）
● 症　状	本人：頭痛・鼻水・痰 息子：頭痛
● 症状の経過	本人：一昨日から 息子：今朝から
● 既往歴	なし
● 副作用歴，アレルギー歴	なし
● その他	エスタックイブファイン希望

　このように，同じ薬を複数のお客さんが服用するケースも多く見受けられると思います．特に対象者が小児となる場合には小児の年齢を確認したうえで，使用できない薬剤が配合されていないかということを確認しましょう．

Step 3 ベテランのアドバイスを聞いてみよう

蔵前：小児に使用できる解熱鎮痛成分には，どのようなものがありますか？

新米：たしか，15歳未満の人にはイブプロフェンが使用できなかったと思います．アセトアミノフェンは使用できると思ったのですが，ほかの成分についての知識がなくて・・・どうなんでしょうか？

蔵前：イブプロフェンは15歳未満に使用できないというのは正しいですね．そのほかはアスピリンも使用できないですね．エテンザミドやイソプロピルアンチピリンは使用できますが，そのなかでも安全性が高いのはアセトアミノフェンでしょう．では，どんな商品をお勧めしますか？

新米：まず，お客さんご希望のエスタックイブファインは，イブプロフェンが配合されているので小児には使用できません．今回は服用されるお客さんと息子さんの症状を考慮して，頭痛・鼻水・痰に効果が

ある，**ベンザブロックS**，**新ルルAゴールド**などを勧めたいと思います．
これらはどちらも解熱・鎮痛成分はアセトアミノフェンなので，小児でも比較的安全に使用できるかと思います．

蔵前：なるほど．2つの違いはどのようなものがありますか？

新米：鼻水を抑える成分がそれぞれ違いますが，**新ルルAゴールド**に入っているリゾチーム塩酸塩は鶏卵アレルギーのある人には使用できません．それ以外に大きな違いはなく，どちらも頭痛・鼻水・痰の症状に効きます．

蔵前：いいですね．ご希望の**エスタックイブファイン**がお子さんに使用できない旨を説明したうえで，候補となる薬をわかりやすくお客さんに説明しましょう．

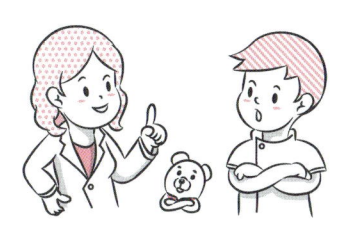

II部　こんなお客さんが来局したら，どんなOTC医薬品を勧めますか？

Step 4　OTC医薬品選択のポイント

鼻水，頭痛，痰に適した成分	鼻水				痰
	抗ヒスタミン成分		抗分泌成分		抗炎症成分
	クレマスチンフマル酸塩	クロルフェニラミンマレイン酸塩	ベラドンナ総アルカロイド	ヨウ化イソプロパミド	トラネキサム酸
主な商品名	エスタックイブファイン		●		●	
	新ルルAゴールド	●		●		
	ベンザブロックS		●		●	●
使ってはいけない場合	15歳未満					
	鶏卵アレルギー					

鼻水，頭痛，痰に適した成分	痰		頭痛		
	抗炎症成分	気管支拡張成分	解熱鎮痛成分		中枢神経興奮成分
	リゾチーム塩酸塩	dl-メチルエフェドリン塩酸塩	イブプロフェン	アセトアミノフェン	無水カフェイン
主な商品名	エスタックイブファイン		●	●		●
	新ルルAゴールド	●	●		●	●
	ベンザブロックS		●		●	●
使ってはいけない場合	15歳未満			×		
	鶏卵アレルギー	×				

→ OTC在庫リストからこのお客さんにお勧めの薬を選ぶとすると・・・

　　　　　　　　　　　　　　　　新ルルAゴールド
　　　　　　　　　　　　　　　　ベンザブロックS

Step 5 お客さんに説明しよう

新米：**エスタックイブファイン**をご希望とのことでしたが，含まれている痛みを抑えたり解熱作用のある成分がお子さんには使用できないものが入っています．

客：困ったわ．じゃあ，息子と一緒に飲める薬はあるかしら？

新米：代わりのお薬として**ベンザブロックS**や**新ルルAゴールド**がお勧めできます．どちらも解熱鎮痛成分としてお子さんも安心して服用できるアセトアミノフェンという成分が入っています．

客：そうなのね，じゃあどちらかいただこうかしら．鼻水や痰にもどちらのお薬も効果はあるのかしら．

新米：はい，どちらも効果があります．違いとしては**新ルルAゴールド**はリゾチームという卵の成分が入っていますので鶏卵アレルギーのある方は服用できません．また，**ベンザブロックS**は喉の痛みにも効果があるような成分が入っています．

客：そうなのね．娘が卵のアレルギーがあるから，いつか飲むかもしれないので，念のために**ベンザブロックS**をいただくわ．

Step 6 説明のポイント

OTC医薬品では，このケースのように家族で同じ薬を服用するという例が多くみられると思います．小児が服用される場合には，年齢によって服用が制限される薬もあるので，年齢確認は忘れないようにしましょう．また，服用される方の既往歴やアレルギー歴はもちろんですが，常備薬として服用する可能性も考え，服用できない事例なども情報提供すると，より安全に薬を使用してもらえるでしょう．

シナリオ 2.5
プソイドエフェドリンを服用してはいけないお客さんの巻

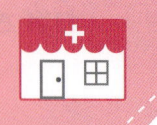

レベル ★★★

Step 1 お客さんの症状を聴き出そう

新米：今日はどうされましたか？

客：風邪ひいちゃってね，昨日の朝から喉が痛くて，今になって乾いた咳が止まらなくなってきたよ．

新米：それは大変ですね．では，お薬を飲まれるのはお客様ご自身ですか？

客：そうだよ．

新米：現在病院にかかられていたり，アレルギーや，お薬を飲まれて副作用が出たことなどはございませんか？

客：尿の出がわるくて泌尿器科にかかってるんだ．名前忘れちゃったけど，尿の出をよくする薬を1日1回飲んでるよ．

新米：なるほど．お薬手帳は本日おもちですか？

客：手帳はもってないな，家に置いてきちゃったよ．

新米：そうですか．では泌尿器科の先生から，病名についてお話はありましたか？ 症状からすると，前立腺肥大症の可能性があるかと思われるのですが．

客：そうだ，病名はそんなこといわれたな．

新米：わかりました．いま現在の症状としては，喉の痛みと咳でよろしかったですか？

客：うん，とりあえずそれを抑える薬がほしいよ．そういえばベンザブロックLって効くのかな？ 知り合いに効くって聞いたからそれ飲んでみようかなと思って．

Step 2 聴き取りポイント

● 相談の対象者	本人（60歳代，男性）
● 症　状	咽頭痛，乾性咳嗽
● 症状の経過	昨日から
● 既往歴	あり（前立腺肥大症の疑い）
● 副作用歴，アレルギー歴	なし
● その他	ベンザブロックL希望

　このお客さんのように，服用している薬や病名などをご本人が記憶していないことはよく見受けられるかと思います．その際には，お薬手帳を持参していないか確認し，持参されている場合には薬の内容を確認しましょう．ほかに解決する手段がなければ，お客さんの話から病名を推察することも必要となります．今回はお客さんの年齢・性別・症状から前立腺肥大症の可能性が強く，総合感冒薬のなかには使用できない薬もあるので注意して薬を選択する必要があります．

Step 3 ベテランのアドバイスを聞いてみよう

新米：このお客さんは前立腺肥大症の疑いがあると考えてもいいでしょうか？

蔵前：そうですね，お客さんがはっきりと覚えているわけではなさそうでしたが，症状から判断してもその可能性は高いでしょう．では，お客さんご希望のベンザブロックLは服用しても大丈夫ですか？

新米：そうか，ベンザブロックLは抗ヒスタミン薬のクロルフェニラミンマレイン酸塩が入っていますね．これは，抗コリン作用があるので使用できないと思います．

蔵前：そうですね，服用してしまうと尿閉になる可能性もあります．ほかの薬をお勧めすべきでしょう．また，ベンザブロックLにはほかにも前立腺肥大症に対して使用すべきでない成分が入っていますが，わかりますか？

新米：うーん，勉強不足でわかりません．

蔵前：プソイドエフェドリン塩酸塩が入っていますね．
これには，前立腺にあるα受容体を刺激して，前立腺の平滑筋を収縮させ尿道を圧迫してしまう作用があります．一方で，クロルフェニラミンマレイン酸塩のように抗コリン作用のある薬は，膀胱にあるアセチルコリン受容体に結合し，膀胱の収縮力を抑える結果，尿を出す力を弱めてしまいます．

新米：なるほど，そうなんですね．じゃあベンザブロックLはこのお客さんには使えない成分が2つも入っているということになりますね．そうすると，代わりとして漢方薬などはどうでしょうか？

蔵前：一概に漢方薬といっても前立腺肥大症の方には使えない成分があるので注意が必要です．葛根湯の成分にも入っている麻黄がエフェドリンから抽出したものなので，服用すると尿閉となってしまう可能性があります．

新米：なるほど．では，このお客さんの症状にあった薬で麻黄が入っていない薬としては改源がお勧めできるでしょうか？

蔵前：そうですね．ほかには抗コリン作用の成分もエフェドリンの成分も入っていないパブロン50はどうですか？

新米：なるほど，そうですね．改源は粉薬なので，粉薬が服用できるかどうかを確認して，あわせてパブロン50についてもお勧めしてみようと思います．

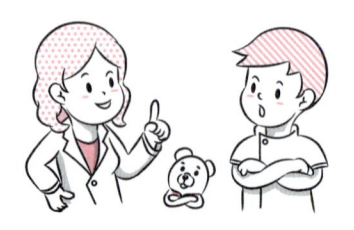

2. 風邪症状／シナリオ 2.5

Step 4 OTC医薬品選択のポイント

咽頭痛，乾性咳嗽に適した成分		咽頭痛		乾性咳嗽
		解熱鎮痛成分		鎮咳成分
		イブプロフェン	アセトアミノフェン	ジヒドロコデインリン酸塩
主な商品名	ベンザブロックL	●		
	改源		●	
	パブロン50		●	
使ってはいけない場合	前立腺肥大症			

咽頭痛，乾性咳嗽に適した成分		乾性咳嗽		
		鎮咳成分	気管支拡張成分	血管収縮成分
		デキストロメトルファン臭化水素酸塩水和物	dl-メチルエフェドリン塩酸塩	プソイドエフェドリン塩酸塩
主な商品名	ベンザブロックL			●
	改源		●	
	パブロン50	●		
使ってはいけない場合	前立腺肥大症			×

→ OTC在庫リストからこのお客さんにお勧めの薬を選ぶとすると・・・

> 改源
> パブロン50

Step 5 お客さんに説明しよう

新米：もしお客様が前立腺肥大症であったとすると，ご希望のベンザブロックLは使用することができません．尿閉といって尿が出なくなったり，尿が出づらい症状が悪化する可能性が考えられるためです．

客：そうなのか，それは大変だね．じゃあ，なんかいい薬ある？
新米：はい．尿の出にも影響を与えず，喉の痛みと咳に効くお薬としては**パブロン50**，もし粉薬でもよろしければ**改源**というお薬がございます．
客：なるほど．粉薬のほうが効きそうだな．それをもらうよ．

Step 6 説明のポイント

　服用している薬剤や既往歴を確認し，お客さんが把握していない場合には可能性を考えて副作用を回避できる薬を選択しましょう．特に前立腺肥大症や閉塞隅角緑内障の方では，抗コリン作用のある薬は使用できません．多くの成分が配合されている総合感冒薬では，このような患者さんには服用できない薬が多く存在します．前立腺肥大症では尿閉を引き起こす可能性のあるエフェドリンは使用できず，これは漢方薬にも含まれているものがあるので注意しましょう．また，病名がわからない場合には，必要に応じて病院への確認やお薬手帳を持参してもらうようにしましょう．

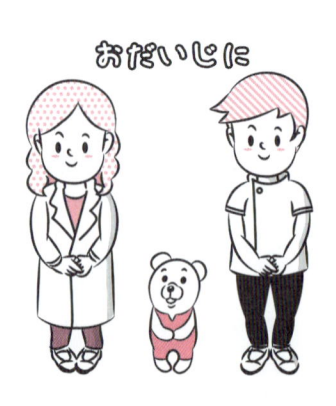

chapter 3 咳

　咳や痰は，気道から何らかの異物を排除しようとする防護機能です．咳はホコリや細菌，ウイルス，冷たい空気などにより気道が刺激され反射的に起こります．痰は異物として絡め取る働きをし，線毛運動により咽頭に向けて排泄されますが，粘り気が高まると線毛運動では排出できなくなり，咳により排泄されます．

　咳を抑えるとこれらの働きも抑えることにもなりますので，むやみに抑えるのではなく，原因を見極めたうえで，適切な成分を選択することが大切です．

　OTC医薬品には，脳の咳中枢に働いて咳を鎮める鎮咳成分，気管支を広げて咳を鎮める気管支拡張成分，気道の分泌を促し，痰の粘度を下げる去痰成分のほか，喉の炎症を抑え，痰の粘り気を減らす消炎酵素，アレルギー症状を抑える抗ヒスタミン成分などが含まれています．

　お客さんの状態や基礎疾患によっては危険な成分もありますので，各成分の特徴や注意事項を把握し，適切な商品を選択しましょう．

　また，咳を引き起こす要因として，感染症やアレルギーのほか，心因性のものや薬の副作用，循環器系の疾患などが隠れている場合もありますので，受診すべき状態の見極めも大切です．

　咳は持続時間から，3週間以内を急性咳嗽，3週間以上8週間未満を遷延性咳嗽，8週間以上を慢性咳嗽と分類されています．長く続く咳は，後鼻漏や肺炎，胃食道逆流症（GERD），慢性閉塞性肺疾患（COPD）など咳止めで効果のない疾患，頻度は少ないですが結核や癌など重大な疾患の疑いもあります．3週間以上続く咳は，受診の目安として覚えておきましょう．

ひとめでわかる OTC医薬品選択のポイント

		鎮咳成分	気管支拡張成分	
効果のある成分	咳	○	○	
	痰			
	喉の荒れ			
	喘息		○	
選んではいけない成分	授乳中	コデイン類△	テオフィリン×	
	鶏卵アレルギー			
	機械の運転操作			
	排尿困難			
	緑内障			
	てんかん		ジプロフィリン,テオフィリン△	
	甲状腺機能障害			
	糖尿病		△	
	高血圧			
	心臓病			
	肝臓病			
	腎臓病			

3. 咳

	去痰成分	抗炎症成分	抗ヒスタミン成分	生薬成分
			○	○
	○	○		○
		○		○
				○
		リゾチーム塩酸塩×		
			×	
			△	
				マオウ△
				マオウ, カンゾウ△
	L-カルボシステイン△			
				カンゾウ△

63

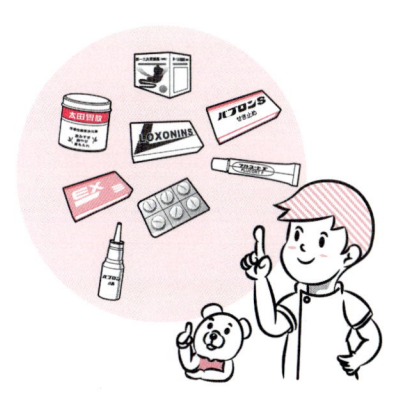

Ⅱ部　こんなお客さんが来局したら，どんなOTC医薬品を勧めますか？

シナリオ 3.1
咳と痰の絡み（あるいは喉の痛み）を訴える高齢者で漢方好きのお客さんの巻

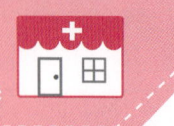

レベル ★★★

Step 1 お客さんの症状を聴き出そう

客：咳がなかなか治らないの．いい薬ない？

新米：お薬はお客様がお使いですか？

客：ええ，私．できれば漢方がいいわ．

新米：漢方がお好みなんですね．熱や鼻水，胸の痛み，むかつきなど，ほかに気になる症状はないですか？

客：5日ほど前から風邪をひいてたけど，熱も下がったし，咳だけね．

新米：咳はコンコンといった乾いた咳ですか？ゴホゴホといった痰が絡んだ咳ですか？

客：ゴホゴホといった感じかな．痰が絡んで咳が出るとなかなか止まらなくて．

新米：お薬を飲んで蕁麻疹や喘息が出たり，病気などでほかに飲まれているお薬はありませんか？

客：昨日まで改源を飲んでたわ．胃が弱いから，たまに胃薬を飲むこともあるかな．

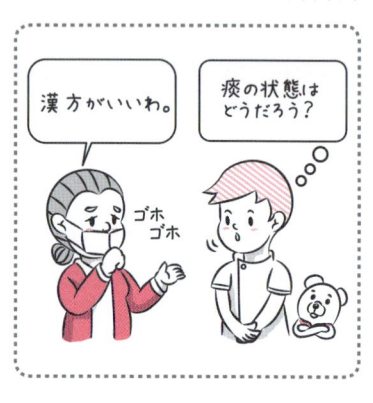

Step 2 聴き取りポイント

● 相談の対象者	本人（70歳代，女性）
● 症　状	咳・痰
● 症状の経過	5日前からの風邪の後
● 病気・併用薬	なし（たまに胃腸薬）
● 副作用歴，アレルギー歴	なし
● 体　質	胃腸が弱い
● 希望の薬	漢方

　咳といっても原因はさまざまなので，まずはOTC医薬品で対応可能な状態かを判断する必要があります．① いつからか，② 痰の有無，③ ほかの症状，④ 薬の副作用はないか，などを確認しましょう．
　また，OTC医薬品を選択するうえでは②の痰の有無や状態を確認することがポイントです．コンコン，ゴホゴホなどと表現するとわかりやすいです．

Step 3 ベテランのアドバイスを聞いてみよう

蔵前：漢方を希望されていますね．
　　　どれをお勧めしますか？
新米：咳なら麦門冬湯か**カンポアズマ**あたりでしょうか．
蔵前：**カンポアズマ**は神秘湯と半夏厚朴湯を配合した処方だから，咳がよく出る，精神的な不安やイライラがあって喉につまったような違和感がある，というような方に向いていますね．
新米：痰が絡むような場合は麦門冬湯のほうがあいそうですね．
蔵前：主薬のバクモンドウに喉を潤す作用があるから，乾いた咳（から咳）や痰でも粘り気があってなかなか切れない痰にはいいけど，水溶性の痰には向かないですね．
新米：胃が弱いともおっしゃっていましたが．
蔵前：生薬でもマオウなどは胃腸の弱い人や体の弱い人に向かないし，む

くみのある人にカンゾウなどは使わないほうがいいですね．
新米：それで説明書にも注意書きがあるんですね．
　　　喉の違和感や渇き，痰の状態を確認して，**ツムラ漢方麦門冬湯エキス顆粒**をお勧めしてみます．

Step 4　OTC医薬品選択のポイント

咳に効果のある漢方処方		麦門冬湯	神秘湯	半夏厚朴湯
お勧めの症状	咳	から咳	呼吸が苦しい咳	
	痰	粘り気のある痰	あまり出ない	
	喉	乾燥感	違和感	
	その他		不安・イライラ	
主な商品名	ツムラ漢方麦門冬湯エキス顆粒	●		
	カンポアズマ		●	●

→ OTC在庫リストからこのお客さんにお勧めの薬を選ぶとすると・・・

　　　　　　　　　　　　　〈ツムラ漢方麦門冬湯エキス顆粒〉

Step 5　お客さんに説明しよう

新米：喉につまったような感じ，もしくは喉の渇きなどはありますか？
　客：つまるというより，喉は乾くし，痰もへばりついているような感じね．
新米：それでしたら，こちらの**ツムラ漢方麦門冬湯エキス顆粒**というお薬がお勧めです．
　客：この**カンポアズマ**とはどう違うの？
新米：**カンポアズマ**は咳に効くのですが，どちらかというと痰はそれほどなく，イライラしたり喉につまったような感じのある方にお勧めです．喉が渇いたり痰が粘っこいといった場合は，喉を潤す働きのある**ツムラ漢方麦門冬湯エキス顆粒**がお勧めですよ．

客：そうなのね．
新米：顆粒なので生薬の味がしますが，大丈夫ですか？
客：漢方は好きだから問題ないわ．
新米：1日2回食前ですので，朝，夕のお食事前に飲まれるといいですよ．香りも効き目のうちですし，味が問題なければ，100 mL程度のお湯に溶かして飲むといいですよ．乾燥していた喉が潤い，体も温まります．
客：お湯に溶かして飲むといいのね，試してみるわ．
新米：1箱で4日分です．飲んでも治らなければ，またご相談ください．どうぞ，おだいじに．

Step 6 説明のポイント

　商品を選んだ理由がお客さんにもわかるように説明しましょう．なぜその商品をお勧めされたのかがわかれば，お客さんからの信頼も得やすくなります．また，漢方は生薬の独特の味が苦手な方もいらっしゃるので，一言確認を添えましょう．

　特に高齢者の場合は，こじらせて肺炎などを起こしてしまう可能性もあります．早めに受診や相談ができるよう，3〜4日分程度の小包装単位のものを選び，「1箱」など薬のなくなるタイミングを目安にお伝えするのもわかりやすいでしょう．

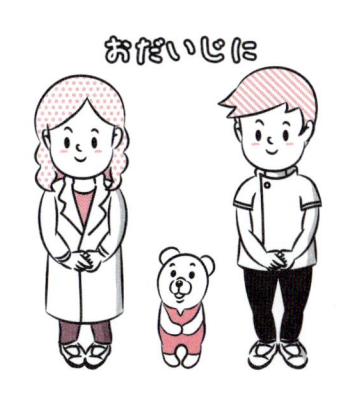

シナリオ 3.2
呼吸のたびに「ゼーゼー，ヒューヒュー」と音を立てて苦しそうなお客さんの巻

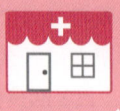

レベル ★★★

Step 1 お客さんの症状を聴き出そう

客：すみません，咳止めをください．（ゼーゼー，ヒューヒュー）

新米：つらそうですね．いつからですか？

客：風邪かなと思ってたんだけど，こんな感じになったのは昨日あたりから．こじらせたかな，タバコのせいかな？

新米：寒くなってきましたからね．1日のうちでひどくなる時間があるとか，食後や運動後にひどくなるといったことはありませんか？

客：夜に咳き込んでつらかったわ．

新米：熱や喉の痛み，胸の痛みなど，ほかの症状はありますか？

客：熱とかはないけど，痰はよく絡むね．

新米：何かお薬を飲んでいたり，アレルギーや喘息などの病気はないですか？

客：花粉症だけど，まだ薬は飲んでないし，喘息っていわれたこともないけど．

新米：錠剤や粉，液体など，お好みはありますか？

客：持ち運びしやすい錠剤か粉がいいわ．

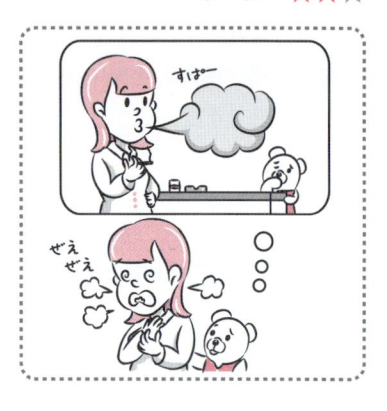

3. 咳／シナリオ 3.2

Step 2 聴き取りポイント

● 相談の対象者	本人（30歳代後半，女性）
● 症　状	咳・痰，喘鳴
● 症状の経過	昨日
● 病　気	花粉症
● 併用薬，副作用歴	なし
● その他	喫煙あり
● 希望の剤形	粉，錠剤

　喘鳴がある場合，ほかの疾患が隠れている場合もあるので，熱や胸の痛みなどほかの症状の確認，症状の経過，アレルギーなど原因を探る質問をしましょう．

Step 3 ベテランのアドバイスを聞いてみよう

新米：喘鳴がありますが，喘息の既往歴はないようです．OTC医薬品で様子をみていただいてよいでしょうか？

蔵前：今日はOTC医薬品で対応するにしても，受診の可能性も考えたほうがいいですね．成人になってから発症する喘息もあるし，タバコを吸う人ならCOPDの疑いもあります．
病気が原因の場合もあるから，気をつけないとね．

新米：そうですね．早めの受診をお伝えします．痰が絡んで咳が出る場合は，咳を止めないほうがいい場合もありますよね．

蔵前：そうですね．無理に咳だけ抑えると痰が絡んだままになって，呼吸も妨げてしまう可能性があります．痰が原因の咳なら去痰薬のみのクールワン去たんソフトカプセルがいいですが，今回のお客さんは呼吸が苦しそうなので，気管支拡張成分も含むものがいいでしょう．

新米：それならアネトンせき止め顆粒かコンタックせき止めST，パブロンSせき止めですね．アネトンせき止め顆粒なら，寝る前にも飲めますね．

蔵前：第一選択はテオフィリンのアネトンせき止め顆粒だけど，授乳中は

使えないし，コデインによる便秘にも注意ですね．**コンタックせき止めST**なら授乳中も使えるけど，鶏卵アレルギーの確認は忘れずにね．

Step 4 OTC医薬品選択のポイント

喘鳴を伴う咳，痰に適した成分		気管支拡張成分		
		キサンチン系成分		アドレナリン作動性成分
		テオフィリン	ジプロフィリン	*dl*-メチルエフェドリン塩酸塩
主な商品名	アネトンせき止め顆粒	●		●
	パブロンSせき止め			●
	コンタックせき止めST		●	
	クールワン去たんソフトカプセル			
使ってはいけない場合	授乳中	×		
	鶏卵アレルギー			

喘鳴を伴う咳，痰に適した成分		去痰成分			
		L-カルボシステイン	ブロムヘキシン塩酸塩	グアヤコールスルホン酸カリウム	リゾチーム塩酸塩
主な商品名	アネトンせき止め顆粒			●	
	パブロンSせき止め		●		
	コンタックせき止めST				●
	クールワン去たんソフトカプセル	●	●		
使ってはいけない場合	授乳中				
	鶏卵アレルギー				×

→ OTC在庫リストからこのお客さんにお勧めの薬を選ぶとすると・・・

> アネトンせき止め顆粒

表1 「アネトンせき止め顆粒」の説明文書

1. 次の人は服用しないでください
   本剤又は本剤の成分によりアレルギー症状を起こしたことがある人
2. 本剤を服用している間は，次のいずれの医薬品も使用しないでください
   他の鎮咳去痰薬，かぜ薬，鎮静薬，抗ヒスタミン剤を含有する内服薬等
   （鼻炎用内服薬，乗物酔い薬，アレルギー用薬等）
3. 服用後，乗物又は機械類の運転操作をしないでください
4. 授乳中の人は本剤を服用しないか，本剤を服用する場合は授乳を避けてください
5. 過量服用・長期連用しないでください

次の人は服用前に医師又は薬剤師に相談してください．
・医師の治療を受けている人　・妊婦又は妊娠していると思われる人
・発熱している小児　・けいれんを起こしたことがある小児　・高齢者
・薬などによりアレルギー症状を起こしたことがある人
・次の症状のある人　高熱，排尿困難
・次の診断を受けた人　心臓病，高血圧，糖尿病，緑内障，甲状腺機能障害，てんかん

Step 5 お客さんに説明しよう

新米：使えるお薬がかわるので念のため確認ですが，授乳中や便秘ぎみなどではないですか？
客：ええ，授乳中でも便秘でもないわ．
新米：それではこちらのアネトンせき止め顆粒をお勧めします．咳を止める成分のほかに，気管を広げて呼吸を楽にする成分が含まれているので，お客様の症状にあうと思います．
（説明文書をみせながら）こちらの注意事項（表1）に該当するようなことはございませんか？
客：特にないわ．
あ，車の運転できないのね．
新米：アレルギーによる咳にも効果がある成分が入っていて，眠気を起こす可能性があるんです．
客：眠くなるのは，花粉症の薬だけじゃないのね．
新米：ええ，気をつけてくださいね．
飲み方は1日3回食後で，寝る前に咳が出るようなら追加してもか

まいません．
客：寝る前にも飲めるのならいいわね．
新米：1回飲んだら4時間程度はあけてくださいね．
　　　成人になってから喘息にかかる人もいますし，ほかの病気が隠れている可能性も考えられます．もし急に症状がひどくなったり，5回ほどお薬を飲んでもよくならない場合は受診も必要です．ご不安なことがあれば，またご相談ください．

Step 6 説明のポイント

　女性に妊娠や授乳の有無などを尋ねる場合，その理由を加えて質問するとスムーズです．
　第1類医薬品は文書による薬剤師からの説明が義務です．聴き出せていない部分の確認や補足を行ううえでも，禁忌や注意事項の確認は忘れずに行いましょう．
　喘鳴を起こす疾患は，COPDや喘息などの呼吸器系だけでなく，うっ血性心不全や心筋梗塞など循環器系の病気，神経筋系，代謝系などの可能性もあります．受診のタイミングを遅らせないようにしましょう．

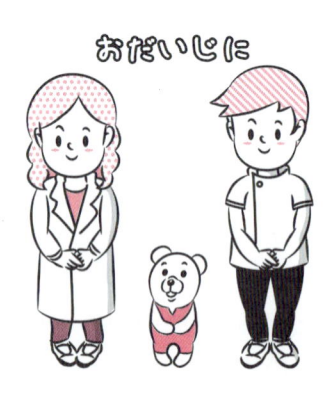

3. 咳／シナリオ 3.3

シナリオ 3.3
「いま飲んでる咳止めと一緒に使える薬がほしい」というお客さんの巻

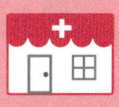

レベル ★★★

Step 1　お客さんの症状を聴き出そう

客：咳止め飲んでるんだけど，一緒に飲める薬ない？

新米：お薬を飲まれているのはお客様ですか？

客：そうだよ．
あ，このパブロンSせき止めってやつ．

新米：どのくらい飲まれましたか？
お薬は効いてますか？

客：一昨日から3回ほど飲んだよ．
咳はマシになるけど，痰もまだ絡むし，喉がイガイガして声がかれてきた．

新米：喉が荒れてるようですね．
痰の色が濃くなったり，胸の痛みやむかつきなど，ほかに気になる症状や体調変化はありませんか？

客：今のところないかな．
違うタイプの薬なら一緒に飲んでいい？

新米：違うタイプでも成分が重なると思わぬ副作用が出ることがありますよ．病気や，ほかに飲んでいるお薬はありませんか？

客：ないよ．
じゃあトローチだったら大丈夫？
早く治したいから，よく効くのちょうだい．

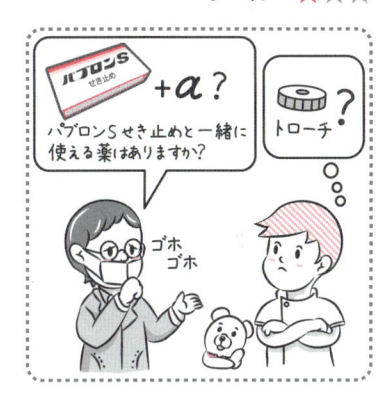

73

Step 2 聴き取りポイント

● 相談の対象者	本人（40歳代，男性）
● 症　状	咳・痰，喉のイガイガ，声かれ
● 症状の経過	一昨日より
● 病　気	なし
● 併用薬	OTC（パブロンSせき止め）

すでに薬を服用されている場合は，まず，服用中の薬があっているのか，症状の悪化はないか，を確認するようにしましょう．

Step 3 ベテランのアドバイスを聞いてみよう

新米：トローチなら補助的に使ってもらってもいいでしょうか？

蔵前：トローチといってもOTC医薬品には，殺菌成分のみを配合した医薬部外品のほか，生薬，抗炎症成分や鎮咳薬，去痰薬などを含む医薬品まであります．成分が重複しないように注意しないといけませんね．

新米：固形浅田飴ニッキSは「他の鎮咳去痰薬と一緒に使用しないこと」となっていますね．トローチだから大丈夫とは限らないですね．

蔵前：固形浅田飴ニッキSは生薬配合のトローチだけど，マオウが含まれているから，エフェドリンが含まれる薬と一緒に使わないようにそういった注意書きがあるんですよ．

新米：漢方や生薬でも，併用できるものを選ぶのは難しいですね．龍角散ダイレクトスティックはどうでしょう？

蔵前：そうですね．パブロンSせき止めとなら成分も重ならないし，喉の炎症に効果のあるカンゾウやセネガ，キョウニンなどの去痰成分も含まれているのでちょうどいいですね．
作用時間も短いから，補助的に使っていただいてもいいでしょう．

Step 4　OTC医薬品選択のポイント

補助薬として，鎮咳去痰薬との併用が可能な成分		生薬成分	
^	^	マオウ	カンゾウ
主な商品名	龍角散ダイレクトスティック		●
^	固形浅田飴ニッキS	●	
使ってはいけない場合	dl-メチルエフェドリン塩酸塩配合薬服用中	×	
^	グリチルリチン配合薬服用中		×

→ OTC在庫リストからこのお客さんにお勧めの薬を選ぶとすると…

> 龍角散ダイレクトスティック

Step 5　お客さんに説明しよう

新米：トローチでも咳止めの成分など，成分が重なる場合は一緒に使うことができません．殺菌成分のみのトローチなら一緒に使っていただけますが，それよりこちらの龍角散ダイレクトスティックをお勧めします．

客：これなら一緒に飲んでいいの？

新米：はい，生薬のみのお薬で，喉の炎症や痰にも効果があります．パブロンSせき止めと成分は重なりませんし，よろしいかと思います．

客：生薬って苦くない？

新米：生薬は苦いものもありますが，こちらはスーッとするピーチ味で，とても飲みやすいですよ．口の中でさっと溶けて直接喉に効くお薬です．水なしで飲めるので，外出時にも便利ですよ．

客：いつ飲んでもいいの？

新米：いつ飲んでいただいても大丈夫ですが，補助的にお使いならパブロンSせき止めの合間に飲んでいただいてもいいと思います．龍角散ダイレクトスティックは，効き目は速いですが，効果は短く，1日6回まで飲めます．間隔は2時間以上あけるようにしてください．

客：ありがとう，試してみるよ．
新米：1週間以上続くようなら，またご相談ください．

Step 6 説明のポイント

　トローチは問題ないと思いがちですが，OTC医薬品のトローチは殺菌成分や抗炎症成分のみとは限らず，使用上の注意事項には，同じ成分を重複して服用しないよう記載のあるものがほとんどです．お客さんが帰宅してから気がつき心配されることのないよう，説明文書の内容は確認しておきましょう．
　味や剤形の特徴などOTC医薬品ならではのポイントもお伝えしましょう．
　喉の違和感や胸やけなどの症状がある場合，GERDからくる咳など，咳止めでは効かない疾患の疑いもあります．忙しくて病院に行けない方は，受診が必要な場合もOTC医薬品で対応しようとしたり，遅れがちになりやすいので，相談のタイミングも忘れずにお伝えしましょう．

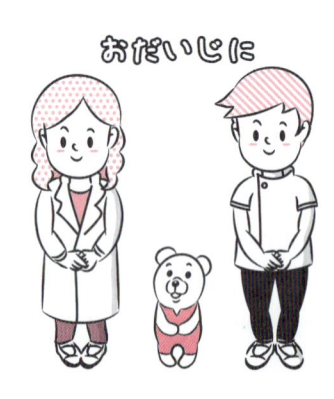

chapter 4 くしゃみ，鼻水

　くしゃみや鼻水といった症状は，風邪症状のひとつであると同時にアレルギー性鼻炎などでもみられます．アレルギー性鼻炎にはハウスダストやダニなどによる通年性のものと，スギやヒノキといった花粉による季節性のものがあります．

　くしゃみや鼻水に用いられる薬剤は抗ヒスタミン薬や抗アレルギー薬です．内服薬のみならず，点眼薬，点鼻薬といった外用薬も用いられます．スイッチOTCとして使用できるようになった医療用医薬品も少なくありません．

II部 こんなお客さんが来局したら，どんなOTC医薬品を勧めますか？

ひとめでわかる OTC医薬品選択のポイント

			抗ヒスタミン成分					
			第一世代	第二世代				
					ケミカルメディエーター遊離抑制作用			
			クロルフェニラミンマレイン酸塩	メキタジン	エピナスチン塩酸塩	フェキソフェナジン塩酸塩	ケトチフェンフマル酸塩	
効果のある成分	花粉症	予防						
		治療	○	○	○	○	○	
	鼻水		○	○	○	○	○	
	速効性						○	
選んではいけない成分	眠気		あり	あり	あり	ー	あり	
	連用による効果減弱		ー	ー	ー	ー	ー	

4. くしゃみ，鼻水

	抗アレルギー成分		漢方薬	点鼻薬			
				ステロイド	血管収縮成分		
	ペミロラストカリウム	クロモグリク酸ナトリウム	小青竜湯	ベクロメタゾンプロピオン酸エステル	オキシメタゾリン塩酸塩	ナファゾリン塩酸塩	塩酸テトラヒドロゾリン塩酸塩
	○	○					
	○	○	○	○	○	○	○
				（点鼻薬）	（点鼻薬）	（点鼻薬）	（点鼻薬）
	—	—	—	—	—	—	—
	—	—	—	—	あり（連用注意）	あり（連用注意）	あり（連用注意）

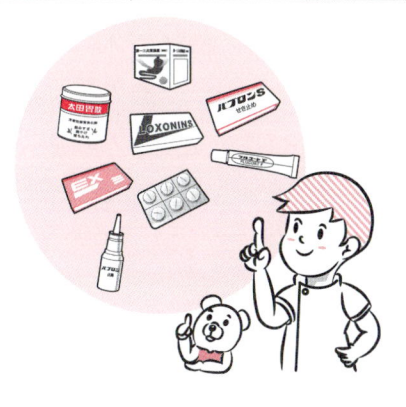

79

シナリオ 4.1
「鼻水は止めたいが，眠くなる成分は困る」というお客さんの巻

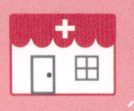

レベル ★★★

Step 1　お客さんの症状を聴き出そう

客：鼻水の薬はどこにありますか？

新米：どうされたのですか，風邪でもひかれたのですか？

客：鼻をかんでもすぐ垂れてきて気になるもので・・・．寒気はしないので，熱はないと思います．

新米：そうですか．花粉症とか何かアレルギーをおもちですか？

客：花粉症ではあるのですが，例年，症状が出るのはもう少し先になってからなので，まさかとは思っていたんです．

新米：目のかゆみはどうですか？

客：うーん，いわれてみると目を掻いていたかも・・・．でも，さほどかゆみはありません．鼻水をなんとかしたいんです．

新米：花粉症では，これまでどんなお薬をお使いでしたか？

客：決まったものはありません．仕事柄，眠くならない薬はないですか？　車を運転しなければならないので，眠気の心配のないものを教えてもらえませんか？

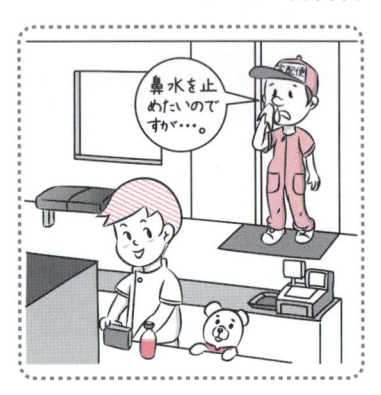

Step 2 聴き取りポイント

● 相談の対象者	本人（30歳代，男性）
● 随伴するほかの症状（受診の必要性）	なし
● 風邪か，花粉症か？（症状）	花粉症
● 花粉症の場合，予防と治療のどちらを求めているか？（服薬の目的）	治療
● 合併症	なし
● 現在服薬中の薬	なし
● 仕事や生活に対して考慮すること	あり（車の運転）

　鼻水が主訴の場合，日常的な疾患では風邪のほか，花粉やハウスダストなどによるアレルギー症状や副鼻腔炎（鼻の粘膜や副鼻腔の炎症により，頭痛や目の奥の痛み，鼻閉，黄緑色の膿がみられる）が考えられます．アレルギー性鼻炎による鼻水は比較的さらっとして透明ですが，副鼻腔炎では黄緑がかった色がつき，粘り気があります．

　表情や状態をみて，また仕事や生活事情からただちに受診を勧めるほどでないと判断できればOTC医薬品の使用を考慮します．その際，上記について聴取し，適切と思われる対応，選択をします．

Step 3 ベテランのアドバイスを聞いてみよう

蔵前：この男性には，どのような薬が向いているかな？
新米：仕事柄，運転をしないわけにはいかないので，第一世代の抗ヒスタミン薬の成分の入った薬は避けたいと思います．また，すでに起きている症状を和らげたいので，ケミカルメディエーター遊離抑制作用だけでなく，同時にヒスタミンH_1受容体拮抗作用をあわせもつ薬剤をお勧めしてはどうかと思うのですが．
蔵前：たとえば？
新米：アレジオン10とかアレグラFXなどはどうでしょうか？
蔵前：そうね．それらの第二世代の抗ヒスタミン薬が候補かな．眠気をき

たす心配がないことを中心に考えると，漢方薬も候補に入れておくといいですね．ただ漢方薬の場合，効果がもの足りないと思われる方もいらっしゃいますよ．もし**アレジオン10**か**アレグラFX**だとしたら，どちらを選びますか？

新米：どちらも眠気が少ない薬剤という印象ですが，**アレジオン10**の添付文書には車の運転に関する記載があって，それを読んで心配されるかもしれないので，**アレグラFX**をお勧めしてみましょうか？

蔵前：患者さんの不安に先回りするのはいいですね．

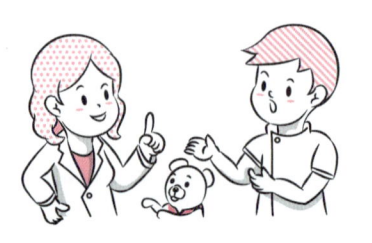

4. くしゃみ，鼻水／シナリオ 4.1

Step 4 OTC医薬品選択のポイント

鼻水に適した成分		抗ヒスタミン成分（第二世代）/ケミカルメディエーター遊離抑制作用	
		エピナスチン塩酸塩	フェキソフェナジン塩酸塩
主な商品名	アレジオン10	●	
	アレグラFX		●
	コンタック600プラス		
	カコナール小青竜湯液〈鼻かぜ・鼻炎用〉		
使用してはいけない場合	車の運転		

鼻水に適した成分		抗ヒスタミン成分（第一世代）	漢方薬	備考（添付文書中の運転に関する記載の有無）
		クロルフェニラミンマレイン酸塩	小青竜湯	
主な商品名	アレジオン10			あり
	アレグラFX			なし
	コンタック600プラス		あり	
	カコナール小青竜湯液〈鼻かぜ・鼻炎用〉		●	
使用してはいけない場合	車の運転	×		

→ OTC在庫リストからこのお客さんにお勧めの薬を選ぶとすると・・・

> アレグラFX

① 抗アレルギー薬

　第二世代抗ヒスタミン薬とよばれる薬剤は比較的眠気が少ないとはいえ，眠気を訴えるケースがないわけではありません．スイッチOTCの場

合，処方薬を飲んでいる患者さんの反応を知っておくと，眠気に対して説明がしやすくなります．

② **漢方薬**

眠気の心配は少ないです．漢方に特徴的な味やニオイが気になる人には飲みづらいことがあります．

Step 5 お客さんに説明しよう

新米：お客様のお話を伺っていると，今回は花粉症が始まった可能性が考えられます．

客：やはりそうですか．

新米：今，お仕事中なので，眠気の心配のいらない鼻水のお薬を希望されているということですが，飲み薬と点鼻薬があります．飲み薬なら**アレグラFX**や漢方薬の小青竜湯などはいかがでしょうか？

客：どう違うの？

新米：**アレグラFX**は処方薬として花粉症などに使われている，アレルギーを抑えるお薬と同じ成分で，眠気をきたす心配が少ないことが特徴です．漢方薬は**カコナール小青竜湯液〈鼻かぜ・鼻炎用〉**という名前の液剤で，眠くなることはないのですが，漢方独特のニオイがあります．

客：わかりました．錠剤なら簡単に飲めるし，すぐに効いてほしいので**アレグラFX**にしようかな．

Step 6 説明のポイント

アレグラFXは医療用医薬品であるアレグラ錠のスイッチOTCです．スイッチOTCの場合，一般的には処方薬の場合に準じて服薬指導が可能と考えられます．

適応や用法は医療用とOTC医薬品では必ずしも同じではないので，その違いを知っておくことが必要です．

アレグラの場合，医療用ではアレルギー性鼻炎のほか蕁麻疹などの皮膚症状にも適応となっていますが，OTC医薬品の**アレグラFX**ではアレルギー性鼻炎だけの適応となっています．

　アレグラFXは1錠中60 mg含有です．医療用の場合，60 mg錠は12歳以上で使用されますが，**アレグラFX**では15歳以上で使用することになっています．

　また，OTC医薬品では長期にわたって服用することを想定していません．本剤では，仮に効果があっても2週間を超えて服用したくなるようであれば，OTC医薬品を続けていても差し支えないか，効果や副作用の発現状況，仕事への影響などから判断することが求められます．

　本剤が眠気をきたしにくいのは中枢への移行性が低いためです．眠気以外にも自身で気づきにくく，知らず知らずのうちに作業能力が低下する「インペアード・パフォーマンス」も起こしにくいとされています．

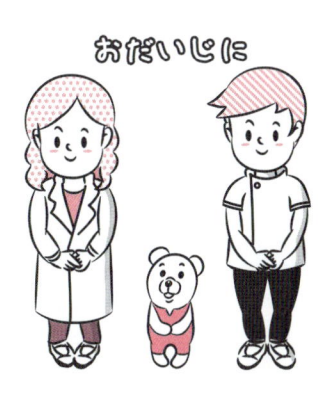

II部　こんなお客さんが来局したら，どんなOTC医薬品を勧めますか？

シナリオ 4.2
「パブロン点鼻Sが最近効かない気がする」というお客さんの巻

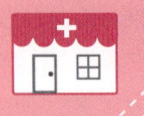

レベル ★★★

Step 1　お客さんの症状を聴き出そう

客：先日，こちらの薬局で**パブロン点鼻S**を紹介してもらって買った者なんですが・・・．

新米：あ，花粉症で鼻水のお薬を探していらした方でしたね．

客：そうです！　その節はありがとうございました．いつももち歩いて使っていたのですが，最近，この薬が効かなくなってきた気がするんです．いつも上着のポケットに入れてもち歩いていたから，容器が壊れてしまったのでしょうか．振ると中身はまだ入っているようなんですけど．

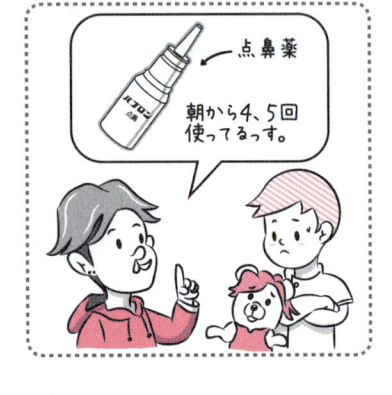

新米：試しに1回プッシュしてもらっていいですか？
　　　（1プッシュして）お薬はきちんと出ているようですね．

客：ヘンだなぁ．ちゃんと出ますよね．

新米：最近どのくらい使っているのですか？

客：今日は朝から4〜5回ほど使ったでしょうか．

新米：で，全然効かないんですか？

客：使った直後はスーッとするんですが，少しするとその効果が切れてしまうみたいで，また使いたくなるんです．出がわるくなったのかなと思って・・・．

4. くしゃみ，鼻水／シナリオ 4.2

Step 2　聴き取りポイント

● 相談の対象者	本人（20歳代，男性）
● 効果持続時間の短縮	ある
● 使用頻度（常用量と比較して）	多い
● 使用回数の増加傾向	ある
● 点鼻薬への依存（疑い）	ある

　血管収縮作用のある成分を含有する点鼻薬を連用することで，かえって鼻閉になるのが「点鼻薬性鼻炎」です．まず「（長期）連用する」「過度に使用している」といえるかどうか，使用状況（頻度）を確認します．それらを判断するにあたり，点鼻薬によって1回の噴霧回数，1日の使用回数が異なりますので，各々の用法・用量をひとつの目安に，それと比べて頻回に使用しているかどうかを確認します．

　使い始めた当初と比べて，次第に使用回数が増えているかどうかも参考となる情報です．

　血管収縮作用のある成分を含む点鼻薬の連用により鼻づまりがみられるのは，使い過ぎによるリバウンドで血管が拡張し，粘膜が腫れることにより鼻腔の空気の通りがわるくなるためといわれています（肥厚性鼻炎）．鼻の空気の通りがよくなる作用は即効性もあるため，効き目がわるくなってきてからも使い続け，次第に使用回数が増えてしまい，ときに手放せなくなるケースもあります．この状態から脱却するには，血管収縮作用のある成分の含まれていない他剤に切り替える必要があります．

Step 3　ベテランのアドバイスを聞いてみよう

蔵前：パブロン点鼻Sの用法・用量はどうなっているかな？
新米：1回に1〜2噴霧を，1日6回までとなっています．
蔵前：それからすると，この男性の場合，現在の使用状況をどのように評価するといいでしょうか？
新米：今日も朝から4〜5回使っていらっしゃいますし，当初と比べて効

果が落ちてきていると感じていらっしゃいます．壊れていなければ今後も使用していくと思われるので，すでに使用回数は1日の上限を超えているかもしれませんね．

蔵前：ということは，かなりの確率で薬剤性の鼻炎になりかかっていると判断してよさそうですね．だとしたら，どのように対応するといいと思いますか？

新米：点鼻薬をやめて，ほかの薬にかえるとか・・・．

蔵前：「（点鼻薬の使用継続を）やめてください」「ほかの薬にかえてください」というのは一見，指導しているように思ってしまうけど，その後の対応にまで触れていないし，具体性がないから，いわれたほうを戸惑わせてしまいますね．生活上，眠気がないという点では**パブロン点鼻S**を重宝しているようなので，そらの薬局で買わなくても，ほかで買ってしまうことだって考えられますね．
受診できればいいけど，難しいようなら受診できるまでの間，一時的に症状を回避するために代替案を示してあげられるといいですね．

新米：ということは，血管収縮作用のある成分を含む点鼻薬は使えないから，ステロイドの入った**ナザールAR〈季節性アレルギー専用〉**とか抗ヒスタミン作用のある**ザジテンAL鼻炎スプレー**などを勧めるということでいいでしょうか？

蔵前：そうですね．それらの特徴はわかる？

新米：ステロイドの点鼻薬は，血管収縮作用により鼻粘膜の腫れを抑えることで鼻づまりを改善します．抗ヒスタミン作用のある点鼻薬より効いてくるまでにやや時間がかかり，1〜2日かかるようですね．抗ヒスタミン作用のある点鼻薬は，点鼻薬といえども眠気をきたすことがあるので，大学で講義を受けるときや車を運転する場合には注意が必要です．

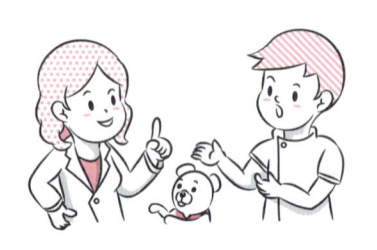

4. くしゃみ，鼻水／シナリオ 4.2

Step 4　OTC医薬品選択のポイント

鼻閉に適した成分		ケミカルメディエーター遊離抑制作用 ケトチフェンフマル酸塩	ステロイド ベクロメタゾンプロピオン酸エステル	血管収縮成分 テトラヒドロゾリン塩酸塩
主な商品名	ザジテンAL鼻炎スプレー	●		
	ナザールAR〈季節性アレルギー専用〉		●	
	パブロン点鼻S			●
使用してはいけない場合	点鼻薬性鼻炎			×
	車の運転	×		

→ OTC在庫リストからこのお客さんにお勧めの薬を選ぶとすると…

　　　　　　　　　　　　　　　ザジテンAL鼻炎スプレー

- 「点鼻薬が効かない」原因として，点鼻薬による疑いが強いか．
- 現在，生活や仕事でどのような状況に置かれているか．
- 受診は可能か．
- 当初，**パブロンS点鼻薬**を最善と判断していた経緯があり，次善は何であったか．
- すでに起こっている症状を軽減する作用のある薬剤か．

Step 5　お客さんに説明しよう

新米：点鼻薬を使い始めた頃は，問題なかったと思いますが，今は少し時間が経つとまた鼻がつまってしまうのでしょうか？

客：そうなんです，最初は「すぐに効いていいな」と思っていたのです．今も効くには効くんですが，少しすると鼻がつまってしまって，

また使いたくなるんです．

新米：すると，最初に比べて1日の使用回数は増えていますか？ 何回くらいお使いでしょうか？

客：そうですね，最初は1日にせいぜい3〜4回くらいだったと思います．今は正確に数えてはいませんけど，10回くらい使う日もあるかなぁ．

新米：なるほど，それで容器が壊れてお薬が出なくなったのかもしれないと思われたのですね．この点鼻薬には鼻づまりを改善するために血管を収縮させる成分が含まれているのですが，使う回数が増えるにしたがって鼻の粘膜が腫れてきて，効いている時間が短くなったように感じることがあるんです．どうもお客様はそのような状態になっているのではないかと思われます．

客：え，どうしたらいいんですか？

新米：はい，その点鼻薬を使うのをやめて，医療機関を受診することはできますか？ ほかの点鼻薬を買って使っても，同じような作用の成分が入っているお薬であれば同じような結果になってしまいます．受診したらこれまでの経過を話して，今の話を伝えてみてください．

客：うーん，大学が忙しくてすぐに受診できないのですが，それまでの間，どうしたらいいですか？

新米：眠くなる心配のないお薬ということでこの点鼻薬をお使いになられたかと思いますが，受診できるまでの間，作用の違う点鼻薬にかえて様子をみてはいかがでしょうか．例えば**ザジテンAL鼻炎スプレー**はいかがでしょうか．この点鼻薬には血管を収縮させる成分は含まれていません．

客：わかりました．

新米：**パブロン点鼻S**は症状の強いときに使っていたかと思います．**ザジテンAL鼻炎スプレー**は鼻をかんでから両方の鼻に使うという使い方は同じですが，症状の強いときに使うのではなくて，定期的に朝・昼・夕・寝る前と間隔をあけて1日4回お使いください．そうすることでアレルギー症状を防いでくれます．

Step 6 説明のポイント

　使い始める前に，過剰使用による点鼻薬性鼻炎に関する説明をしていても，速効性もあって使っていくうちについ使用回数が増えてしまうことはしばしばみられます．薬には効果もあれば副作用もあることはいうまでもなく，その疑いが強いことを伝え，一時的な効果があるとしても今以上に状態をわるくしないような配慮をします．

　容器が壊れたのではないかという訴えも言下に否定せず，「そう思うのも無理はない」と理解を示すことで共感の態度を表し，ひいては一緒に直面している問題に取り組む姿勢を示します．

　血管収縮作用のある成分を含む点鼻薬を「使うのをやめてください」「（やめて）医療機関を受診してください」だけで済ませようとすると，ときに「切り捨てられた」かのような誤解を生じなくもありません．やめるのは簡単ですが，やめたままではアレルギー症状への対応が抜け落ちています．受診すればいいことはわかっても，ただちにその時間をとれそうにないこともあるため，お客さんの立場になってできることを具体的に考えます．

　花粉症のシーズンに突入していたら，ケミカルメディエーター遊離抑制薬のような予防的な薬剤では効果発現までに時間を有し，それまでの間，効果不十分と感じる可能性があるので，予防的な薬剤ではなく抗ヒスタミン作用も有する抗アレルギー薬の使用を考慮します．その場合，眠気がみられるおそれがあります．作用の違いに由来する注意事項ですので，特徴に応じた説明は不可欠です．

　点鼻薬を連用していたという事実があるので，それが鼻閉を招いた要因として強く疑われますが，鼻閉が起こる原因は副鼻腔炎や鼻中隔弯曲症などほかにもありますので，連用の疑いがある方には受診をお勧めすることも必要です．

II部　こんなお客さんが来局したら，どんなOTC医薬品を勧めますか？

シナリオ 4.3 「病院でもらう薬と同じものが買えるって聞いたんだけど」というお客さんの巻

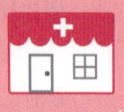

レベル ★★★

Step 1　お客さんの症状を聴き出そう

客：花粉症の薬を探しているのですが．

新米：はい．花粉症のお薬といっても，どのようなお薬をお探しですか？．

客：会社の同僚が「薬局に行けば，お医者さんから処方される薬と同じものが手に入る」というものですから，お願いできればと思ってきました．

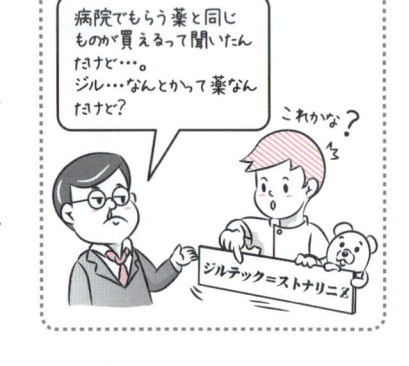

新米：そうでしたか．ちなみに，何というお薬をお飲みだったのですか？

客：それが，手元にもう1個も残っていないし，何ていう名前だったかなぁ…，ジルなんとかいう名前の薬はありますか？

新米：それは1日何回飲んでいましたか？

客：1日1回，寝る前に飲んでいたよ．よく眠れるんだ．

（吹き出し）病院でもらう薬と同じものが買えるって聞いたんだけど…．ジル…なんとかって薬なんだけど？

（吹き出し）これかな？

ジルテック＝ストナリニZ

Step 2　聴き取りポイント

●相談の対象者	本人（50歳代，男性）
●処方薬の品名	不明
●処方薬の規格	不明
●処方薬の効果	ある
●処方薬による不都合	ない

医療用医薬品はとかくOTC医薬品より効果が高い，よく効くと考えられていることがあります．その医療用医薬品と同じものが，受診することなく薬局に行けば手に入ると聞き，期待して来局されることがあります．なかには，外見ばかりでなく価格もまったく同じで入手できると思っていらっしゃるケースもあります．

　医師から処方された薬は何か，これを確認しない薬剤師はいないでしょう．日頃，お薬手帳を利用している患者さんであれば容易にわかりますし，名前がわからなくても手元に残薬があれば手がかりとなります．

　近年，医療用医薬品と同じ成分のOTC医薬品の多くは「スイッチOTC」とよばれ，第一類医薬品として薬剤師が文書を用いて説明するようになっています．成分が同じでも医療用とOTC医薬品では用法用量，効能効果が違いますので添付文書を確認してお客さんに正しく販売しなければいけません．

Step 3 ベテランのアドバイスを聞いてみよう

蔵前：このお客さんが処方されて飲んでいた薬は，結局わからなかったの？
新米：お薬手帳ももっていなかったし・・・．
蔵前：お薬手帳をもっていたとしても，OTC医薬品を買うときにまで持参する人はまだ少ないですね．処方薬を知るうえで，1日何回飲んでいたのかもヒントになりますね．その薬を調剤した薬局に問い合わせてみるという方法もありますね．
新米：なるほど，そうですね．そこまでしませんでした．まったく同じ成分の薬でなければ，ダメでしょうか？
蔵前：もし新米さんがお客さんの立場だったらどう思うかな？　できるなら同じほうが安心，確実でしょう．それに，自分が処方された薬と同じものが手に入ると思ってこられたのなら，ちょっとがっかりするかもしれないですね．
新米：たしか，ジルなんとかという名前と1日1回服用，眠くなるということをいわれていました．
蔵前：もしかしたら，ジルテックかもしれませんね．花粉症で悩む人は増えているし，医療用医薬品と同じ成分をOTC医薬品に用いたスイッ

チOTCも増えていますよ．もしジルテックだとしたら処方せん医薬品なので，残念だけどそのものを販売することはできないね．ジルテックのスイッチOTCである**ストナリニZ**を勧めてみてはどうかな．名前や外観は違うけど，成分も含量も同じということを説明して納得が得られればいいと思います．**ストナリニZ**は眠くなる副作用があるので，その説明もきちんとしたほうがいいですね．

OTC医薬品だからといって医療用より効き目が弱いなんてことはないし，眠気などの副作用も同様よ．眠気についていえば，昔からあるクロルフェニラミンマレイン酸塩などの第一世代の抗ヒスタミン薬に比べれば，最近のスイッチOTCは第二世代の抗ヒスタミン薬が主流だから，まったく眠気の心配がいらないというわけではないけれど，その心配は少なくなったんじゃないかな．

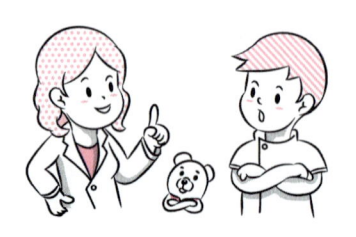

4. くしゃみ，鼻水／シナリオ4.3

Step 4 OTC医薬品選択のポイント

一般名	エピナスチン塩酸塩		フェキソフェナジン塩酸塩	
商品名	OTC	医療用	OTC	医療用
商品名	アレジオン10	アレジオン錠 10 mg/20 mg	アレグラFX	アレグラ錠 30 mg/60 mg
含有量/錠,カプセル	10 mg	10 mg/20 mg	60 mg	30 mg/60 mg
色	白～微黄	白～微黄	薄橙	薄橙
服用回数	1回1錠を1日1回，就寝前	1回10～20 mgを1日1回	1回1錠，1日2回朝夕	1回60 mgを1日2回

一般名	セチリジン塩酸塩		アゼラスチン	
商品名	OTC	医療用	OTC	医療用
商品名	ストナリニZ	ジルテック錠5/10	スカイナーAL錠	アゼプチン錠0.5 mg/1 mg
含有量/錠,カプセル	10 mg	5 mg/10 mg	0.5 mg	0.5 mg/1 mg
色	白	白	白	白
服用回数	1回1錠を1日1回，就寝前	1回10 mgを1日1回，就寝前	1回2錠を1日2回，朝食後および就寝前	1回1 mgを1日2回，朝食後および就寝前

一般名	メキタジン		ケトチフェンフマル酸塩	
商品名	OTC	医療用	OTC	医療用
商品名	ストナリニ・ガード	ゼスラン錠3 mg	ザジテンAL鼻炎カプセル	ザジテンカプセル1 mg
含有量/錠,カプセル	3 mg	3 mg	ケトチフェン1 mg	ケトチフェン1 mg
色	白	白	白	白～淡黄白
服用回数	1回1錠を1日2回（朝・夕）	1回3 mgを1日2回	1回1カプセル，1日2回，朝食後および就寝前	1回1 mg（1カプセル）を1日2回，朝食後および就寝前

一般名	エバスチン	
商品名	OTC	医療用
商品名	エバステルAL	エバステル錠5 mg/10 mg
含有量/錠,カプセル	5 mg	5 mg/10 mg
色	（未発売）	白
服用回数	1回1錠を1日1回，就寝前	1回5～10 mgを1日1回

Step 5 お客さんに説明しよう

新米：ジルなんとかというお薬を処方されて，1日1回寝る前にお飲みだったとおっしゃってましたね．
客：そうですが．
新米：もしかしてジルテックという名前ではなかったですか？
客：ジルテック・・・ですか，そうかもしれません．そんな名前だったような気がします．
新米：最近，医療機関で処方されるお薬の一部が，特に花粉症のお薬では一般向けのお薬として販売されるようになっているんです．
客：そうなんですか．
新米：ジルテックの場合，成分も含量も同じお薬が**ストナリニZ**という名前で販売されています．これをお試しになられてはいかがでしょうか？
客：ジルテックそのものってわけじゃないんだね．白い錠剤だったし，台紙の色も違ったような気がするけど，大丈夫かな？
新米：製薬会社が違うのでパッケージは異なりますが，成分もその含量もまったく同じなので，効き目の点では同等の効果が期待できますよ．
客：ふーん．とすると，夜もよく眠れる？
新米：はい．「効き目が同じ」というのは，効果とともに副作用の面でも同じという意味で，鼻の症状もやわらげますし，少し眠くなるというところも同じです．
客：わかりました．では，それをもらおうかな．

Step 6 説明のポイント

「病院でもらう薬と同じものが手に入る」ということを，「診察を受けなくても直接薬局に行けば処方された薬とまったく同じ薬を買うことができる」と誤解していることがあります．診察を受ける手間が省けますし，そう期待する患者さんがいるのも無理はありません．

第二世代の抗ヒスタミン薬には，処方せん医薬品と，その指定が解除さ

れた医薬品とがあります．ジルテックは前者であり，医療用医薬品のジルテックそのものを販売することはできません．医療用医薬品であっても処方せん医薬品でないものであれば，やむを得ない場合において限定的な販売が可能です[1]．そのような場合であっても，ただちに医療用医薬品の販売を考えるのではなく，スイッチOTCがあればそちらを考慮することが原則です．

　医療用医薬品のなかでも，抗アレルギー薬はスイッチOTCが多く存在します．第一類医薬品であれば，文書を用いた説明が不可欠です．OTC医薬品の添付文書が説明に用いられることも多く，外箱を開封しなくても当該製薬会社のホームページから入手することが可能です．

　スイッチOTCの場合，用法用量や効能効果において医療用医薬品と異なることがめずらしくありません．それはジルテックにおいても当てはまります（最高投与量，15歳未満への投与，腎障害患者への用法・用量）．患者さんは医療用医薬品と同じ薬であるという認識や期待が先行しており，処方されたときと同様に使用するつもりでいることも予想されます．スイッチOTCは，限られた用法や用途で使用されることを想定して販売されています．その範囲を超えた使い方をしていて健康被害があった場合，健康被害救済制度の対象にならないこともあります．

　これらのことから，医療用医薬品とスイッチOTCとの違いを知ったうえで適切に使用されるよう確認しながら説明をすることが重要です．

　また，副作用や相互作用など使用上の注意において，医療用医薬品の添付文書のほうが詳細な記載であることはいうまでもありません．OTC医薬品の添付文書の記載だけをみて判断することは，重要な点を見落とす可能性があり，注意が必要です．

文献

[1] 厚生労働省医薬食品局通知 薬食第0330016号，平成17年3月30日（一部改正 薬食発0331第17号，平成23年3月31日）

転んだって　　　　　　　　　　へっちゃら！

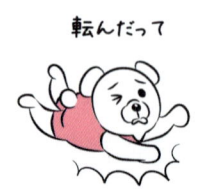

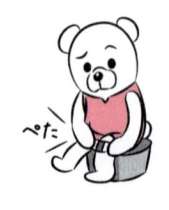

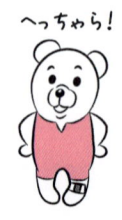

ぺた

chapter 5 胃の不快感

　胃の不快感とは，胃が重い，胃がむかむかする，胸やけがする，胃がキリキリと痛む，などの諸症状を指します．これらの症状は，OTC医薬品の胃腸薬で対処する場合が多く，制酸薬，健胃薬，鎮痛鎮痙薬，消化成分や生薬成分を複合させた複合胃腸薬などの成分に加え，H_2ブロッカーに代表される医療用医薬品からスイッチされた商品など，多種多様のタイプが販売されています．

　それゆえ，店頭での商品選択に戸惑うお客さんも多く，本章では，お客さんの症状にあった商品選択ができるよう，胃腸薬の各成分に適した症状と禁忌の症状を整理しました．

ひとめでわかる　OTC医薬品選択のポイント

		制酸成分	粘膜保護成分	消化機能調整成分	局所麻酔成分
効果のある成分	胃が重い（もたれ）	○	○		
	さしこみ（腹部疝痛）				○
	胃がむかむか（喉や胸の不快感）				
	胸やけ（食後のみぞおち，食道の熱感）	○	○		
選んではいけない成分	前立腺肥大症（排尿困難）				
	透析療法を受けている人	× アルミニウム含有 マグネシウム含有			
	甲状腺機能亢進症				
	乗物または機械類の運転操作				
	授乳中				

5. 胃の不快感

	抗コリン成分	ムスカリン受容体拮抗成分	H$_2$ブロッカー	消化成分	生薬成分
				○	○
	○				
			○		
			○		
	×	×			
	× チキジウム				
	×				
	×	×	×		

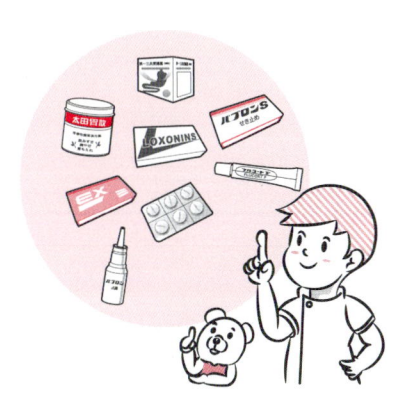

II部　こんなお客さんが来局したら，どんなOTC医薬品を勧めますか？

シナリオ 5.1
第一三共胃腸薬ファンのお客さんの巻

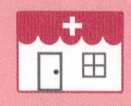

レベル ★★★

Step 1　お客さんの症状を聴き出そう

客：今朝から胃の調子がよくなくて，いつも使っている第一三共の胃薬がほしいんだけど．

新米：胃はどのような感じですか？　例えば，胃がキリキリと痛むとか，胃が重たい感じがするとか…

客：別に胃が痛いわけではなく，重たい感じ．

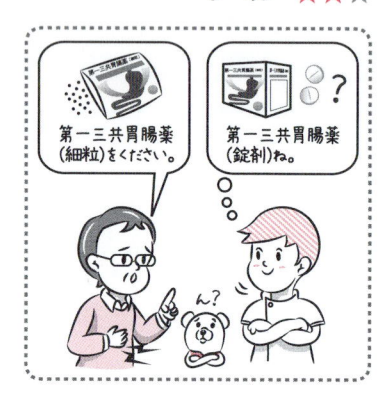

新米：現在病院にかかられていたり，アレルギーや今までお薬を服用されて副作用が出たことはございませんか？

客：薬のアレルギーはありませんが，通院していてお薬をもらっています．

新米：どのようなお薬を飲んでいるか，わかりますか？

客：医者から前立腺肥大症といわれて，ハルナールっていう薬を飲んでいます．

新米：わかりました．そのほかに気になる点などはございませんか？

客：特にありません．

Step 2 聴き取りポイント

● 相談の対象者	本人（50歳代，男性）
● 症　状	胃が重たい感じ
● 症状の経過	今朝から
● 副作用歴，アレルギー歴	なし
● その他	前立腺肥大症

Step 3 ベテランのアドバイスを聞いてみよう

蔵前：このお客さんには，どんな商品をお勧めしますか？

新米：「胃が重たい感じ」といわれていますので，消化を助ける成分や胃の働きを高める成分が含まれている，第一三共胃腸薬でよいと思います．

蔵前：なるほど．

新米：（第一三共胃腸薬〔錠剤〕をもちながら）しかも，お客さんから商品を指定されていますので，以前も同じような症状でよく効いたと推察したのですが・・・．

蔵前：ちょっと，待って！　第一三共胃腸薬の錠剤をお勧めするつもり？！

新米：はい．

蔵前：第一三共胃腸薬の剤形は2種類あって，錠剤と細粒では成分が異なるのは知っている？
錠剤には，胃酸の分泌を抑制するロートエキスが入っていて，排尿困難の方には注意する必要があるの．

新米：すみません．剤形が違っても含まれている成分は同じだと思っていました．たしか，お客さんはハルナールを飲んでいらっしゃるので，ロートエキスでは適しませんね．

蔵前：同じ商品の名前でも，剤形が異なると含まれている成分が違う場合もあるので，注意しましょう．

Step 4　OTC医薬品選択のポイント

含有量に違いのある成分 （抜粋）		酸分泌抑制成分 （抗コリン成分）	制酸成分	
		ロートエキス	合成ヒドロタルサイト	(メタ)ケイ酸アルミン酸マグネシウム
第一三共胃腸薬	錠剤	30 mg	300 mg	720 mg
	細粒		450mg	1,200 mg
使用してはいけない場合	前立腺肥大症	×		

→ OTC在庫リストからこのお客さんにお勧めの薬を選ぶとすると・・・

　　　　　　　　　　　　　　　第一三共胃腸薬〔細粒〕

Step 5　お客さんに説明しよう

新米：お待たせしました．いつもご使用になっているお薬は，この**第一三共胃腸薬〔細粒〕**でしょうか？

客：そうそう，これこれ．

新米：今回の症状（胃もたれ）でも，このお薬がきっと効くと思います．飲み方はご存知ですか？

客：だいたい，知ってる！　1日3回，食後に1包ずつ．

新米：そのとおりです．ただし，2週間くらいお薬を飲んでもよくならない場合は医師や薬剤師に相談してくださいね．
それと，この**第一三共胃腸薬**はもうひとつ，錠剤があります．この錠剤のお薬には，ロートエキスという成分が含まれていて，前立腺肥大症を悪化させることがあるので，この錠剤は購入しないように注意してください．お薬手帳をおもちでしたら，そのことを記入しておきますね．

客：ありがとう．前にも同じようなことをいわれたような気がする．ずいぶん前のことだったから，忘れていたよ．ありがとう．

Step 6 説明のポイント

　商品を指定して購入にこられたお客さんには，服用方法の確認および説明が必要です．また，今回のケースでは，同じ銘柄に異なる剤形があることも忘れずに説明しましょう．

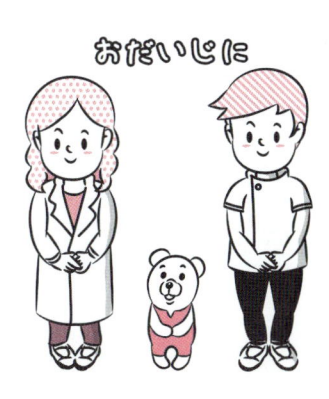

II部　こんなお客さんが来局したら，どんなOTC医薬品を勧めますか？

シナリオ　5.2
太田胃散ファンのお客さんの巻

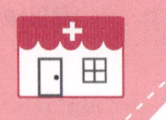

レベル ★★★

Step 1　お客さんの症状を聴き出そう

新米：今日はどうされました？
　客：2～3日前から胃の調子がおかしくて，いつもの薬を買いにきました．
新米：いつも購入しているお薬の名前を教えていただけますか？
　客：太田胃散です．もう何年もお世話になっているんですよ．
新米：現在の胃の症状としては，どのようなものがありますか？
　客：胸やけがします．ときどき，げっぷが出ることもあります．
新米：わかりました．大変ですね．現在病院に通っているとか，お薬を飲んでいるとかはありませんか？
　客：病院の薬は飲んでいないけど，職場の定期検診では血圧が高めだといわれています．それと，この太田胃散は，胃の調子がわるいときにはよく飲んでいます．最近，徐々に飲む回数と量が増えてるね．
新米：わかりました．そのほかに，気になる点などはありませんか？
　客：特にありません．

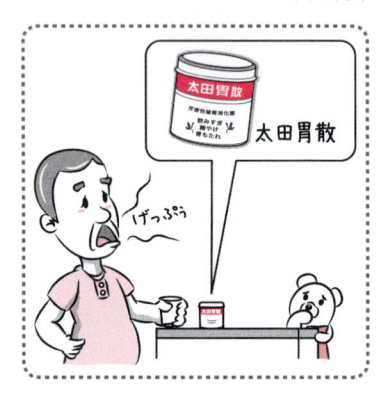

5. 胃の不快感／シナリオ 5.2

Step 2 聴き取りポイント

● 相談の対象者	本人（60歳代，男性）
● 症状の性質	胸やけ，げっぷ
● 症状の経過	2～3日前から
● 副作用歴，アレルギー歴	なし
● その他	太田胃散を愛用（最近服用量が増えている）

Step 3 ベテランのアドバイスを聞いてみよう

新米：太田胃散を求めに来局されました．
蔵前：どのような症状ですか？
新米：はい．胸やけがして，げっぷが出ることもあるようです．
蔵前：今まで飲んでいた薬はありますか？
新米：医師から処方されている薬はありませんが，太田胃散を長く愛用されているとのことです．今回もこの薬がなくなったので，買いにこられた可能性もあります．
蔵前：もしかして，太田胃散を飲む回数やその量が増えているとおっしゃっていませんでしたか？
新米：お客さん本人から，徐々に増えているとおっしゃっていました．
蔵前：やっぱり．これは胃酸過多ではないかな．ちなみにお客さんは腎臓の疾患はおもちかな？
新米：ないようです．ただ，薬を飲むほどではないけど，定期健診で血圧が高めだといわれているようです．胃酸過多であれば，太田胃散を飲むのを止めたほうがいいですよね．
蔵前：そうですね．それから，このお客さんにはあてはまりませんが，透析療法を受けている方がアルミニウムやマグネシウムを含む制酸成分を服用すると，アルミニウム脳症やアルミニウム骨症を起こすおそれがあり，使用できません．覚えておきましょう．
このお客さんにはH_2ブロッカーをお勧めするのもいいですが，ま

ずは日常の生活，特に食生活を改善するように提案してみてはどうでしょうか？

新米：そうします．

Step 4 OTC医薬品選択のポイント

胃酸過多に適した成分		制酸成分		
		合成ケイ酸アルミニウム	水酸化アルミナマグネシウム	（メタ）ケイ酸アルミン酸マグネシウム
主な商品名	太田胃散	●		
	アバロンZ		●	●
	アルサメック錠			
	ガスター10S錠			
使用してはいけない場合	透析療法	×	×	×

胃酸過多に適した成分		H₂ブロッカー		
		ファモチジン	シメチジン	ラニチジン塩酸塩
主な商品名	太田胃散			
	アバロンZ			●
	アルサメック錠		●	
	ガスター10S錠	●		
使用してはいけない場合	透析療法			

Step 5 お客さんに説明しよう

新米：お客様，お待たせしました．お客様の症状と，太田胃散の飲む量と回数が多くなってきていることから，胃液が出過ぎているのではないかと考えられます．

客：そうなの？

新米：胃液を抑えるお薬がありますが，今日は日常の生活，特に食生活のアドバイスをさせていただきますので，試してみていただけますか？

客：お薬は飲まなくていいんですか？

新米：食生活を見直して，症状が治らなかったらもう一度相談にきていただけますか？
　　まず，食事で気をつけないといけないのは，食べ過ぎないことです．また，よく噛むことも大切です．噛まずに食べてしまうと，胃の働きがいつも以上に必要となり，胃酸過多を起こしやすくなってしまいます．

客：へぇ．

新米：コーヒーなどの刺激物は胃液を出やすくするので，控えるようにしてください．

客：わかりました．食生活に気をつけてみます．ありがとうございます．

新米：おだいじになさってください．気になることがあれば，いつでも相談にきてください．

Step 6 説明のポイント

　お客さんのなかには，薬の不適切な服用方法が原因で体に不調をきたす方もいます．制酸成分が多く含まれている太田胃酸を長期に服用することにより，かえって胃酸過多になる場合もあります．今回のケースのように，薬を販売せずに食生活などのアドバイスをすることも薬剤師の仕事のひとつといえます．また，食生活を改善しても症状がかわらない場合は，再度相談にきていただくよう忘れずに伝えましょう．

シナリオ 5.3
さしこみに悩むお客さんの巻

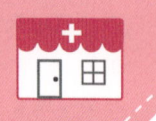

レベル ★★★

Step 1 お客さんの症状を聴き出そう

客：お腹が痛いので，何かよい薬はありませんか？ 友達が，**ストパン**という薬がよく効くといっていたけど・・・

新米：痛みは，いつ頃からですか？ また，どのような痛みですか？

客：今朝からです．キューッとさしこむような痛みです．

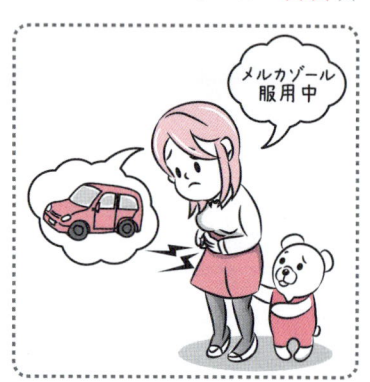

新米：現在病院にかかられていたり，アレルギーや今までお薬を服用されて副作用が出たことはございませんか？

客：薬のアレルギーはありませんが，通院していてお薬をもらっています．

新米：どのようなお薬を飲んでいるか，わかりますか？

客：メルカゾールっていう薬を飲んでいます．

新米：わかりました．そのほかに，気になる点や心配な点などはありませんか？

客：仕事でよく車の運転をします．

5. 胃の不快感／シナリオ5.3

Step 2 聴き取りポイント

● 相談の対象者	本人（20歳代，女性）
● 症　状	さしこみ（腹部疝痛）
● 症状の経過	今朝から
● 副作用歴，アレルギー歴	なし
● その他	甲状腺機能亢進症，車の運転操作

Step 3 ベテランのアドバイスを聞いてみよう

蔵前：このお客さんには，どんな商品をお勧めしたらいいでしょうか？

新米：お客さんは，**ストパン**を指定して購入にこられましたが，メルカゾールを服用中とのことでしたので，甲状腺機能亢進症の既往があると思われます．甲状腺機能亢進症のお客さんにはチキジウム臭化物が配合されている**ストパン**は適切ではありません．

蔵前：それでは，どんな商品がいいと思う？

新米：**サクロンQ**はどうでしょう？

蔵前：なぜですか？

新米：**サクロンQ**，**コランチルA顆粒**，**ブスコパンA錠**は，甲状腺機能亢進症の既往があっても服用できますが，このお客さんから，仕事でよく車を運転されると伺っています．**コランチルA顆粒**と**ブスコパンA錠**は，目のかすみや異常なまぶしさなどの症状があらわれることがあるので，このお客さんには，**サクロンQ**がお勧めだと思います．

蔵前：いいですね．お客さんが指名した**ストパン**は，甲状腺機能亢進症には服用できないことや，よく車の運転をされることを考えて**サクロンQ**を選んだことを説明してください．

111

Ⅱ部　こんなお客さんが来局したら，どんなOTC医薬品を勧めますか？

Step 4　OTC医薬品選択のポイント

さしこみ（腹部疝痛）に適した成分		抗コリン成分			局所麻酔成分
		チキジウム臭化物	ジサイクロミン塩酸塩	ブチルスコポラミン臭化物	オキセサゼイン
主な商品名	ストパン	●			
	サクロンQ				●
	コランチルA顆粒		●		
	ブスコパンA錠			●	
使用してはいけない場合	甲状腺機能亢進症	×			
	乗物または機械類の運転操作	×	×	×	

→ OTC在庫リストからこのお客さんにお勧めの薬を選ぶとすると・・・

　　　　　　　　　　　　　　　　　　サクロンQ

Step 5　お客さんに説明しよう

新米：まず確認ですが，お客様はメルカゾール服用中とのことですが，甲状腺機能亢進症と診断されていますか？

客　：ええ，そうですが・・・

新米：今回，ストパンをご希望とのことでしたが，甲状腺機能亢進症を悪化させるおそれのある成分が含まれているので，残念ですがお客様には販売できません．

客　：そうなの？

新米：はい．しかしご安心を．お客様のようなさしこむような痛みには，ストパンのほかにサクロンQ，コランチルA顆粒，ブスコパンA錠の3つのお薬が効きます．ただ，お仕事で車をよく運転されると伺いました．

客　：はい，そうです．

新米：では，こちらはいかがでしょうか？　このサクロンQが胃痛などの

刺激をブロックして，速く効くお薬です．痛いときに1回2錠飲んでください．もし，胃の痛みが治らない場合は，前のお薬を飲んだ時間から4時間以上経ってからもう2錠飲むようにしてください．こちらはいかがでしょうか？
客：じゃあ，この**サクロンQ**をいただきます．

Step 6 説明のポイント

商品を指定して購入にこられたお客さんに対して，今回のケースでは，なぜ**ストパン**をお勧めできないかについて説明が必要です．また，飲み方が頓服であることを伝え，2回目の服用以降に飲む時間も必ず説明するようにしましょう．

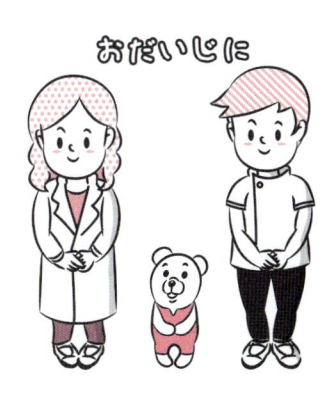

シナリオ 5.4
ハルシオンを飲んでいるお客さんの巻

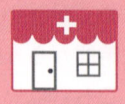

レベル ★★★

Step 1 お客さんの症状を聴き出そう

客：朝起きたときに胸やけがしたり，胃が痛いんです．げっぷとか出たりして．午前中が特にしんどいんです．

新米：それは大変ですね．お客様ご本人でよろしいですね？

客：そうだよ．

新米：いつ頃から症状が出ていらっしゃいますか？

客：3～4日前くらいかなあ．最近忙しくて，疲れがたまってるんです．でも，明日の午前中に大事な会議があるから，すっきりしたいねぇ．

新米：すっきりしたいですね．
現在病院にかかられていたり，アレルギーや，今までお薬を服用されて副作用が出たことはございませんか？

客：薬のアレルギーや副作用はありませんが，通院していてお薬をもらっています．

新米：どのようなお薬を服用されているか，わかりますか？

客：最近，疲れのせいか寝つきがわるいので，ハルなんとかという睡眠薬を飲んでいます．

新米：そうですか．そのほかに，気になる点などはありませんか？

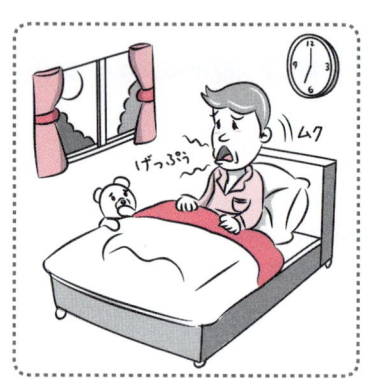

客：特にありません．

Step 2 聴き取りポイント

● 相談の対象者	本人（40歳代，男性，会社員）
● 症　状	胸やけ，胃痛，げっぷ
● 症状の経過	3～4日前から，午前中がひどい
● 副作用歴，アレルギー歴	なし
● その他	ハルシオン？を服用中

Step 3 ベテランのアドバイスを聞いてみよう

新米：このお客さんは胃の痛みとげっぷを訴えていらっしゃいますが，胃食道逆流症の症状と考えていいでしょうか？

蔵前：そうですね．胸やけと，朝方の空腹時の胃痛ですから，可能性は高いでしょうね．

新米：この場合はH_2ブロッカーがいいでしょうね．

蔵前：はい，この場合は，H_2ブロッカーをお勧めするとよさそうですね．では，どのH_2ブロッカーを選びますか？

新米：そらの薬局にあるH_2ブロッカーは，ラニチジン塩酸塩配合のアバロンZ，シメチジン配合のアルサメック錠，ファモチジン配合のガスター10です．どれでもいいのではないでしょうか？

蔵前：このお客さんは，睡眠薬を服用しているといってましたよね？

新米：あっ，そうです．ハルなんとかっていってました．きっとハルシオンですね．

蔵前：ハルシオンだと思いますが，錠剤の色とか形を再度確認したほうがいいですね．では，ハルシオンとしたら，相互作用を確認してみましたか？

新米：あっ，そうですね．シメチジンは肝臓の薬物代謝酵素P450を阻害するので，ハルシオンの代謝排泄を遅延させて血中濃度を高めることがありますね．だからアルサメック錠以外のガスター10かアバロンZをお勧めしないといけませんね．

蔵前：そうですね．ガスター10は医療用と同じでファモチジンが10 mg

含まれているOTC医薬品ですが，**アバロンZ**にはラニチジン塩酸塩は医療用より少ない成分量しか含まれない分，制酸成分が配合されています．これらのことも，きちんとお客さんに説明しましょうね．

Step 4　OTC医薬品選択のポイント

胃食道逆流症に適した成分		H₂ブロッカー			制酸成分
		ラニチジン塩酸塩	シメチジン	ファモチジン	酸化マグネシウムほか
主な商品名	アバロンZ	●			●
	アルサメック錠		●		
	ガスター10			●	
使用してはいけない場合	CYP3A4で代謝される薬剤（ハルシオンなど）服用中		×		

→ OTC在庫リストからこのお客さんにお勧めの薬を選ぶとすると・・・

　　　　　　　　　　　　　　　　　アバロンZ，ガスター10

Step 5　お客さんに説明しよう

新米：まず確認したいのですが，今，服用されている睡眠薬はハルシオンという名前ではありませんか？
　客：そうそう．ハルシオンだよ．
新米：わかりました．お勧めしたい胃腸薬は，ストレスなどにより胃酸分泌が増え，胃痛や胸やけ，げっぷの症状がある場合に効果のある**ガスター10**または**アバロンZ**です．
　客：そうなの．どちらがいいの？
新米：どちらも胃酸の分泌を抑えるお薬で，医療用と同じ成分が含まれています．症状のあるときに服用し，1日2回まで服用することができます．

客：飲んだとき，すっきりするのはどちらかな？
新米：アバロンZには胃酸を抑えるお薬のほか，胃酸過多の症状を和らげる作用の制酸成分も含まれていますので，すっきりする感じがありますね．
客：じゃ，アバロンZにします．

Step 6 説明のポイント

　OTC医薬品のH_2ブロッカーには，ラニチジン塩酸塩，シメチジン，ファモチジンなどがあります．それぞれ医療用とは用法用量，配合成分などの違いがありますので，主成分の特徴を確認し，文書を用いて説明しましょう．

　また，たびたび購入されるお客さんには，検査を受けるなど，医師への受診を勧めることも必要です．

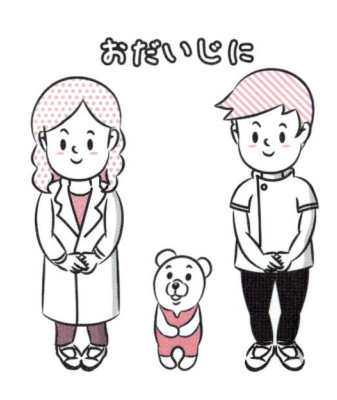

転んだって　　ぺた　　へっちゃら！

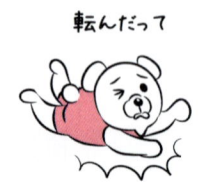

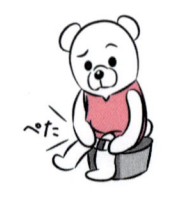

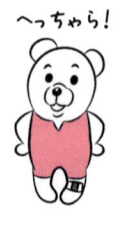

chapter 6 下　痢

　下痢とは，「便の水分が多すぎる状態」です．下痢は消化管内の有害物質を体外に排出させるという重要な役割を担います．したがって，安易に下痢止めを使うことが生命の危険をもたらす可能性もあります．下痢が起こっている原因をお客さんとの対話からできる限り詳しく把握したうえで，適切なOTC医薬品を選択することが重要です．

　長期の下痢や，下痢と便秘の繰り返しが長く続く場合は重大な消化管疾患，糖尿病，膵炎，肝炎などの疑いがあります．また，痛みや熱，吐き気を伴った激しい下痢や，便中に血液または粘液を含む場合は，感染性の下痢が疑われます．速やかに受診を勧めましょう．

　本章では，下痢を訴えるお客様の対応を整理します．

II部 こんなお客さんが来局したら，どんなOTC医薬品を勧めますか？

▶ ひとめでわかる　OTC医薬品選択のポイント

	腸管運動抑制成分		殺菌成分	収れん保護成分	
	ロペラミド塩酸塩	ロートエキス			
食あたり			○		
ストレス		○		○	
生活リズムの乱れ		○			
暴飲暴食	○			○	
冷え	○				
腹痛		○			
腹部膨満					
サプリメントによる下痢				○	
牛乳アレルギー				タンニン酸アルブミン×	
ワーファリン服用中					
鎮痛鎮痙胃腸薬服用中		×			
感染性下痢	×	×			

6. 下痢

	生薬成分	乳酸菌類	納豆菌	ビタミン成分	消泡成分	胆汁酸	消化酵素
	○	○		○			
		○	○	○			
	○	○	○	○		○	○
	○一部						
					○		
		○	○	○			○
			×				

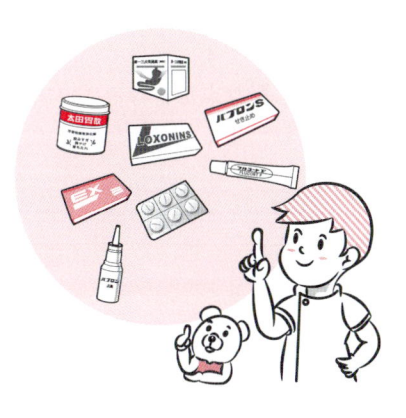

シナリオ 6.1
出勤途中にお腹を下すことの多いお客さんの巻

レベル ★★★

Step 1 お客さんの症状を聴き出そう

客：よくお腹を下すので，下痢止めの薬をください．

新米：どんなときにお腹を下しますか？

客：朝，出勤するときに下すので，とても困っています．

新米：いつ頃からですか？

客：先月，職場がかわってから4回ほどです．

新米：それは，おつらいですね．熱や吐き気はありますか？　また，最近何かかわったことはありますか？

客：熱や吐き気はないですが，お腹が痛くなります．それと，仕事のストレスがたまり，夜につい飲みすぎ，食べすぎてしまいます．

新米：そうですか．下痢にはストレスや食生活も影響します．今までにお薬を飲んでアレルギーが起きたことはありますか？　また，病院や薬局でもらって飲んでいるお薬やサプリメントはありますか？

客：特にないです．

新米：何か心配な点などはございますか？

客：すぐに治まる薬がほしいです．

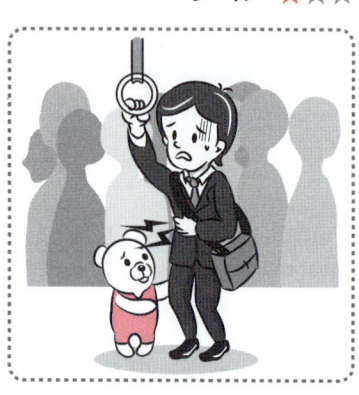

Step 2 聴き取りポイント

● 相談の対象者	本人（20歳代，男性，会社員）
● 下痢が始まった時期	先月から（職場がかわってから）
● 下痢の頻度	先月から4回ほど
● 発熱，発疹，吐き気などの有無とその程度	なし
● 腹痛の有無とその程度	あり
● 便の状態（色と性状）	―
● 食事や海外旅行などから思い当たる原因があるか？	あり（夜に食べすぎ，飲みすぎ）
● トイレに行きたくなる特定の状況があるか？	あり（朝，出勤するとき）
● 医療用医薬品，市販薬，サプリメントの服用	なし
● 要　望	速く効く薬がほしい

Step 3 ベテランのアドバイスを聞いてみよう

蔵前：お客さんの下痢の原因をどう考えますか？
新米：通勤途中にお腹を下すことが多いため，ストレスか，暴飲暴食が原因だと思います．熱や吐き気がないので，細菌性の下痢ではないように思います．
蔵前：そうですね．ストレスが原因だとすれば，OTC医薬品ではどんな成分がいいですか？
新米：自律神経に働くロートエキスが，つらい腹痛にもいいかと思います．
蔵前：そうですね．では，暴飲暴食は？
新米：たくさんありますね．ロペラミドや収れん薬，整腸薬，生薬，消化酵素とか・・・．
蔵前：はい．今回の聴き取りでは下痢の原因を特定するのは難しいですね．複数の原因が関連しあっていると考えましょう．それでは，どんな商品がいいでしょう？
新米：速く効いてほしいという願いを叶えてあげたいので，**トメダイン**

コーワフィルムかストッパ下痢止めAがいいと思います．両方とも，水なしで服用できる点も通勤途中などにはいいと思います．
蔵前：それぞれの適応をしっかり確認する必要がありますね．2つの薬の違いを調べて，お客さんに説明できるようにしましょう．

Step 4 OTC医薬品選択のポイント

通勤途中でも服用可能な剤形		主な商品名	下痢に適した成分 ロペラミド塩酸塩	腸管運動抑制成分 ロートエキス	殺菌成分 タンニン酸ベルベリン
錠（水なしで服用可能なもの）	○	ストッパ下痢止めA		●	●
フィルム	○	トメダインコーワフィルム	●		

→ OTC在庫リストからこのお客さんにお勧めの薬を選ぶとすると…

　　　　　　　　　　　　　ストッパ下痢止めA
　　　　　　　　　　　　　トメダインコーワフィルム

Step 5 お客さんに説明しよう

新米：お客様がおっしゃるように，ストレスがかかって下痢が起きている可能性があります．また，食べすぎや飲みすぎも影響します．お客様にはお腹の緊張をやわらげるお薬がいいかと思います．こちらの2つになります．ストッパ下痢止めAに含まれているロートエキスは，腸をコントロールする神経の働きを調節することで腸の異常収縮を抑えるので，ストレスによる下痢に特に効きます．また，タンニン酸ベルベリンは暴飲暴食や食あたりによる下痢に効きます．トメダインコーワフィルムに含まれているロペラミド塩酸塩は，腸管に直接働いて，その運動を抑えるので，主に暴飲暴食や寝冷えによる下痢に効きます．

客：ストレスと暴飲暴食の両方に効くほうがいいな．
新米：それでは**ストッパ下痢止めA**はいかがでしょうか？ つらい痛みをやわらげる働きもあり，さらには食あたりに効く成分も含まれています．速めに効きます．
客：いいですね，それをください．
新米：承知しました．晩のお食事やお酒に少し気を配ることで下痢が起きなくなることも期待できます．温かくて消化のいいものを少しずつ召し上がるようにしてください．何でも相談にのります．また様子を聞かせてください．
客：ご親切にありがとう．少し気持ちが楽になりました．

Step 6 説明のポイント

　接客では，お客さんの聴き取りだけでは下痢の原因が特定できない場合がほとんどです．その場合は，複数の成分を含む薬剤を選択することも必要です．さらに，不安の受け止めや食生活を整えるためのサポートも重要です．

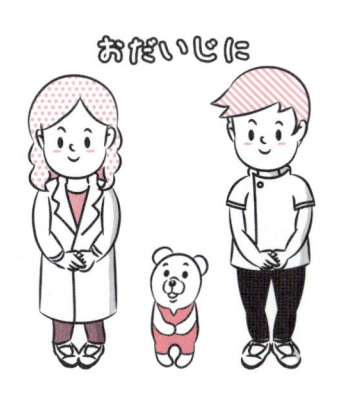

II部　こんなお客さんが来局したら，どんなOTC医薬品を勧めますか？

シナリオ 6.2
何度もピタリットを買いにくるお客さんの巻

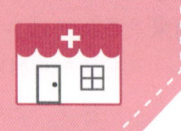

レベル ★★★

Step 1　お客さんの症状を聴き出そう

客：ピタリットをください．
新米：いつもご来局ありがとうございます．前回もお買い求めいただきましたが，下痢はまだ続いているのですか？
客：はい．この薬はよく効くから助かるよ．下痢になると仕事にならないしね．夜は付き合いで毎日飲むし，常に満腹にしないと落ち着かなくてね．
新米：お酒は毎日ですか？　量はどれくらい？
客：日本酒3合，いや，もっとかな？
新米：下痢はいつ頃から，どのくらい起きますか？
客：もう1年くらいです．だんだんひどくなってね．最近は3日に1回くらいかな？　でも熱や痛みはないし，この薬を飲んでいれば安心です．

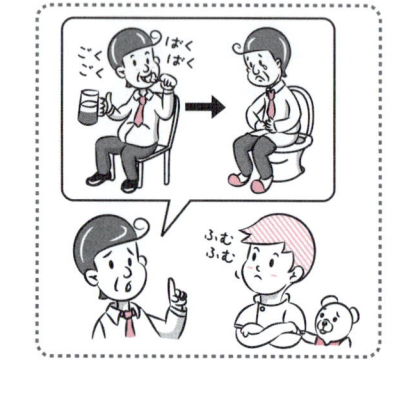

Step 2　聴き取りポイント

● 相談の対象者	本人（50歳代，男性，会社員）
● 食事や飲酒の状況	酒は毎日3合以上
● 下痢の期間と頻度	1年前から，最近は3日に1度は下痢
● 下痢の症状	だんだんひどくなっている

暴飲暴食を続けたまま，何度も同じ薬を買いにくるお客さんには，上記について聴き取りが大切です．

Step 3　ベテランのアドバイスを聞いてみよう

蔵前：このお客さんには，どのように対応しますか？
新米：ロペラミドは習慣性があるので，できればお渡ししたくありません．でも，ご本人はとても気に入っているようです．薬に頼りすぎて，暴飲暴食も続いているようです．
蔵前：食事の具体的なアドバイスを準備しておきましょう．
新米：はい．暴飲暴食に効く別のタイプの薬も調べてみようと思います．食生活を改善しながら整腸薬を併用するという方法もあると思います．
蔵前：いいですね．それと，改善しない場合の受診勧奨も必要ですね．

Step 4　OTC医薬品選択のポイント

暴飲暴食による下痢に適した成分		下痢止め（腸管運動抑制成分）		整腸	
成　　分		ロペラミド塩酸塩	ロートエキス	生　菌	ビタミン
主な商品名	ピタリット	●			●
	ビオフェルミン下痢止め		●	●	
	パンシロンN10			●	

→ OTC在庫リストからこのお客さんにお勧めの薬を選ぶとすると・・・

　　　　　　　　　　　　　ピタリット
　　　　　　　　　　　　　ビオフェルミン下痢止め
　　　　　　　　　　　　　パンシロンN10

Step 5 お客さんに説明しよう

新米：毎日お忙しくて大変ですね．お食事を少しだけ工夫することで下痢を改善する方法を，今日はお伝えしたいと思います．
　客：少しだけなら，できるかもしれないね．
新米：こちらに消化しやすい食品が書かれたパンフレット（表1）があります．また，冷たい飲み物を控えて温かいものにかえるだけでも腸への負担は軽くなります．
　客：なるほど．でも，薬がなくなるのは不安だよ．
新米：このお薬を飲むと安心なのですね．このお薬は下痢をすぐに抑えて

表1　消化しやすい食品

素　材	消化によい食品	消化によくない食品
穀　物	パン，お粥，うどん	ラーメン，玄米，赤飯
豆　類	豆腐，納豆，きなこ	大豆などの硬い豆，ナッツ類
野菜類	野菜ジュース，やわらかく煮た野菜	ごぼう，レンコン，タケノコ
果実類	バナナ，りんご，桃	みかん，レモン，干した果物
魚介類	白身魚	イワシ，秋刀魚，ウナギ，魚卵，生もの
肉　類	鶏のささみ，牛や豚の赤身のひき肉	脂身，ハム，ソーセージ
卵　類	茶碗蒸し	卵焼き
乳　類	温かい牛乳，ヨーグルト，プリン	冷たい牛乳，クリーム
油　類	バター	マーガリン，ラード
嗜好類	お茶	炭酸飲料，コーヒー，アルコール
調味料	―	マヨネーズ，香辛料

よく効きますが，腸の壁に直接働いて運動を抑えてしまいます．何度もお飲みになると，お薬が効きにくくなったり，本来必要な腸の働きが弱まってしまう心配があります．そこで，お食事を工夫すると同時に，お腹の調子を整えるお薬にかえられてはいかがですか？　この**パンシロンN10**というお薬は，毎日飲んでいただいても安心です．また，こちらの**ビオフェルミン下痢止め**には，整腸薬と一緒に下痢を止める成分が入っています．

客：そうなんですね．教えていただいたパンフレットで食事に気をつけてみます．下痢止めはないと心配だから，**ビオフェルミン下痢止め**をいただきます．

新米：またぜひ，お食事の成果やお腹の調子を教えてください．お食事に注意しても下痢が続く場合は医師に診ていただくことが大切です．よろしければご紹介します．

客：はい．ご親切にありがとう．また相談にのってください．

Step 6　説明のポイント

　下痢止めを継続してお求めになるお客さんには，声かけが必要です．冒頭にもお伝えしたように，大きな病気が隠されている可能性があります．また，急に食事指導や生活習慣指導だけにするとご本人が不安になり，結局ほかのお店に買いに行かれるだけで改善にはならない場合があります．最初にお客様の不安を受け止めることが大切です．

II部 こんなお客さんが来局したら，どんなOTC医薬品を勧めますか？

シナリオ 6.3
ワーファリン服用中のお客さんの巻

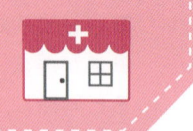

レベル ★★★

Step 1 お客さんの症状を聴き出そう

客：ザ・ガードコーワ整腸錠をください．
新米：整腸薬ですね．どんな症状ですか？
客：たまに便秘をしたりお腹をこわしたりするんで，友達に相談して，1ヵ月前からこれを飲み始めたんですよ．
新米：おっしゃるとおり，このお薬は腸の状態を整える働きがあります．熱や吐き気，腹痛はありますか？
客：熱や吐き気はないです．半年くらい前からお腹が張った感じで痛むことはあります．
新米：そうですか．アレルギーや普段から飲まれているお薬・サプリメントなどはありますか？
客：はい．5年前から血圧の薬とワーファリンというお薬を飲んでいます．
新米：整腸薬を飲み始めてからの体調はいかがですか？
客：便の調子はだいぶよくなりました．明後日に検査があります．

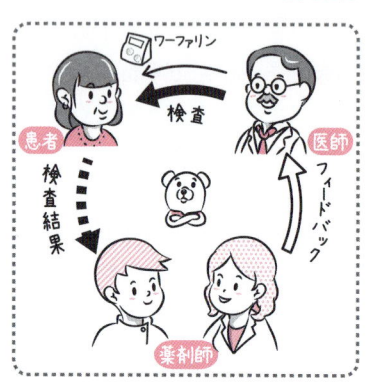

Step 2 聴き取りポイント

● 相談の対象者	本人（50歳代，女性）
● 便秘や下痢の頻度と症状	たまに．半年前からお腹が張る
● ワーファリンの服用状況と用量の変化	5年前から服用（用量の変化は質問していない）
● 飲み始めてからの体調や検査値	便の調子はよい．検査は明後日
● 併用薬	あり（降圧薬，ワーファリン）

　慢性疾患の薬を服用されている方のなかには，少しでも体調がよくなるように健康食品やOTC医薬品をたくさん飲まれていらっしゃる場合があります．これらを必ず確認するようにしましょう．また，納豆菌に含まれるナットウキナーゼは血流をよくする働きがあるといわれ，あえてワーファリンを服用中の患者さんが好んで飲まれることがあり，注意を要します．

Step 3 ベテランのアドバイスを聞いてみよう

新米：ワーファリンを服用されている場合の納豆菌の影響について調べました．

蔵前：どうでしたか？

新米：納豆菌はビタミンKを産生し，血液を凝固系に傾ける働きがあります．一方でナットウキナーゼも産生し，これは血流改善作用を示し，血液を線溶系に傾けるようです（図1）．

蔵前：納豆菌から産生されるビタミンKとナットウキナーゼは，線溶系と凝固系の両方に影響を与える可能性があるということですね．

新米：はい．ただし，両者ともに適正量の範囲内であれば，ワーファリンの併用は問題ないとの報告もあります．

蔵前：しかし，ワーファリンは投与量の設定が難しく，医師によって綿密に投与量がコントロールされています．納豆菌を錠剤として投与したときのビタミンKやナットウキナーゼの産生量は，そのときの腸

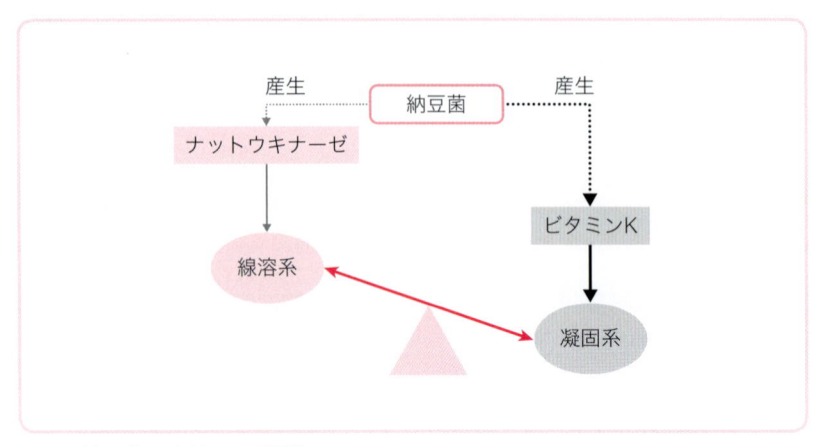

図1 納豆菌の血液への影響

　　　内細菌の環境や個人差に影響を受け，正確には把握できないのが現状です．
新米：はい．納豆菌がワーファリンの効果に影響を与える可能性は否定できないと考えると，納豆菌の入っていない整腸薬を勧めるのがいいのでしょうか？　**ザ・ガードコーワ整腸錠**を飲み始めて調子がいいとのことなので悩みます．
蔵前：先生に便通の状態と整腸薬のお話をされるように勧めてはいかがですか？　腹痛と腹部膨満感が気になります．薬剤師として明後日の検査結果を確認し，変化があれば医師へのフィードバックを行うことも必要になります．
新米：はい．便秘と下痢を繰り返すため，下痢止めの使用は避けたほうがいいと思います．検査の結果をみてからにはなりますが，念のため納豆菌を含まない整腸薬を調べてみます．

Step 4 OTC医薬品選択のポイント

		整腸		ガスの発生抑制
	成　分	納豆菌	ビフィズス菌	セルラーゼAP3
主な商品名	ザ・ガードコーワ整腸錠	●		
	パンシロンN10	●	●	
	ガスピタンa		●	●
使用してはいけない場合	ワーファリン服用中	×		

→ OTC在庫リストからこのお客さんにお勧めの薬を選ぶとすると・・・

> ガスピタンa

Step 5 お客さんに説明しよう

新米：お客様ご希望の**ザ・ガードコーワ整腸錠**には，腸内細菌のバランスを整える納豆菌という成分が入っています．

客：納豆？　先生からは食べるのを控えるようにいわれています．大丈夫でしょうか？

新米：このなかに入っている量の範囲ではお薬の効きめに影響が出るとは考えにくいので，ご安心ください．ただ，今後も毎日ずっと飲み続けることでお客様の治療に影響を与える可能性は否定できません．明後日，先生に便通のことやお腹が張ることを相談してみてはいかがですか？

客：そうですね．

新米：お客様にあった腸のお薬を出していただけるかもしれません．もし，市販のお薬を飲まれるのであれば，納豆菌を含まない**ガスピタンa**がいいかと思います．これには，お腹の張りを抑える成分も含まれています．検査結果を確認してから，整腸薬を服用されるかどうかを決められることをお勧めします．もしよろしければ，明後日の検査結果を教えていただけますか？

客：はい．整腸薬を飲んでしまって大丈夫か，私も相談にのってほしいです．整腸薬の件は先生に話してみます．
新米：それがいいですね．お薬手帳をおもちですか？
客：はい．
新米：もしよろしければ，こちらに整腸薬のことと今日お伺いしたことをお書きしましょうか？
客：助かります．よろしくお願いします．
新米：では，明後日，お待ちしています．

Step 6 説明のポイント

　ワーファリンを服用されている方が注意せねばならない医薬品や健康食品，食事はたくさんあります．また，これらの服用可否についてはお客さんの希望だけでなく，そのときの病状，主治医との連携のうえで慎重に判断せねばならないと思います．今回のケースでは，すでに服用されていたということについて，最初にお客さんにご安心いただくことが重要です．そして納豆菌の服用を中止し，医師へのフィードバックを行うことをお勧めします．継続して検査や便通の状態を確認し，お客様が安心して生活する環境をつくれるようにサポートします．

chapter 7 便　秘

　便秘になると，腹部不快感，腹痛，食欲低下，嘔吐などの腹部症状や，発疹などの皮膚症状を呈することがあります．便秘の治療には生活習慣や食生活を改善することが重要ですが，それだけで改善できない場合には薬物治療を行い，便秘に伴う諸症状を改善する必要があります．

　また，数種類の機能性便秘薬を使い分けることが重要ですが，症状だけでは，便秘の原因を判断することはできません．

　腹痛や嘔吐を伴うような緊急性がある場合は，まずその症状改善を目標とし，緊急性がない場合は副作用の少ない便秘薬から使い始めていくのがよいと考えられます．選択した薬で効果が得られなければ次のステップの薬に変更するか，ほかの薬と併用するかなどして対応する方法が一般的に行われています．

II部　こんなお客さんが来局したら，どんなOTC医薬品を勧めますか？

▶ **ひとめでわかる**　**OTC医薬品選択のポイント**

		蠕動運動促進成分	便軟化作用成分	
効果のある成分	便が硬い		○	
	量が少ない			
	残便感	○		
選んではいけない成分	妊　婦			
	乳幼児	×	×	
	小　児	×		
	急性腹痛（虫垂炎，腹膜炎）	×		
	便結石	×		
	痔出血			
	抗生物質服用中		酸化マグネシウム×	
	体力の落ちている方			

7. 便秘

	便膨張作用成分	生薬成分	直腸内投与
			○
	○		
		○	○
		大黄に子宮収縮作用あり	
	×	×	
	×		
			×
		×	

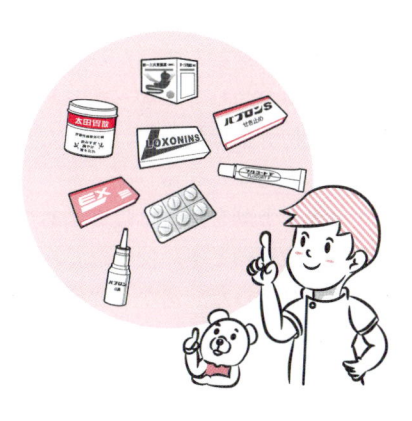

137

シナリオ 7.1
便秘に悩む高齢のお客さんの巻

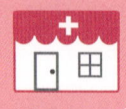

レベル ★★★

Step 1 お客さんの症状を聴き出そう

客：最近，便秘気味でお腹が張ってきついので，何かいい薬があればと思ってきました．

新米：何日くらい便が出ていないのですか？

客：今回は3日ほど出ていません．

新米：食欲が落ちたり，お腹が痛かったり，ムカムカして吐いたり，頭痛がしたりすることはありませんか？

客：元々が小食なので，そんな症状はありません．

新米：いつもは力んだりしないと出ないですか？

客：そうですね，出ないときは力むこともありますし，それで痔が切れたりすることもよくあります．

新米：力んで，痔が切れたりすることがよくあるんですね．

客：はい，力まないと大丈夫なんですけれどね．

新米：何かお薬を飲んでいたり，アレルギー体質といわれたり，お薬を飲んで具合がわるくなったことはありませんか？

客：今は何も薬は飲んでいませんし，アレルギー体質があるといわれたこともありません．

新米：今まで下剤を使ったことはありますか？

客：昔，検査のときに使ったくらいです．

新米：わかりました．何かご要望はありますか？

客：お腹が張ってきついので，それを何とかしてほしいです．

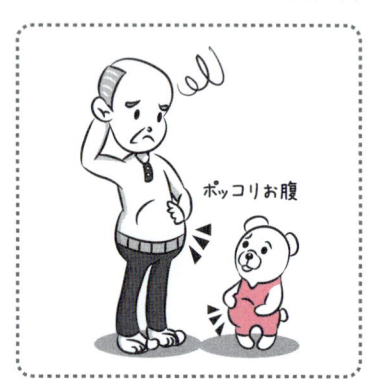

Step 2 聴き取りポイント

● 相談の対象者	本人（70歳代，男性）
● 症　状	腹部膨満感
● 症状の経過	3日前から
● アレルギー歴，副作用歴	なし
● その他	基礎疾患なし，下剤の常用なし

　お客さんの具体的な症状を把握するために，薬剤師からの問い合わせが重要になります．便秘に伴う諸症状として，① 腹部膨満感があるのか，② 食欲はあるのか，③ 悪心・嘔吐はあるのか，④ 頭痛はあるのか，などさまざまです．また，高齢者の場合は基礎疾患があったり，処方薬を服薬している場合があるので，注意が必要です．

Step 3 ベテランのアドバイスを聞いてみよう

蔵前：このお客さんには，どんな薬をお勧めしますか？

新米：便秘をしていて，周辺症状として腹部膨満感が出ているので，まずはそれをとるのが第一選択だと考えます．

蔵前：ふむふむ，具体的には何がありますか？

新米：3日間便秘をしているので，それを改善するために**新レシカルボン坐剤S**や**イチジク浣腸30**が第一選択薬と考えます．

蔵前：どちらがいいでしょうか？

新米：**イチジク浣腸30**は手技に一手間かかるので高齢のお客さんには避けたほうがいいかもしれません．このお客さんは排便のため力んで痔出血をすることがしばしばあるようです．もし，まだ創傷部位があれば，グリセリンが吸収されて溶血や腎不全を起こす可能性が考えられます．
　そこで，使用しやすく，溶血や腎不全の副作用の可能性がない**新レシカルボン坐剤S**を1個使用し，それで出ない場合は増量するよう勧めるのがいいかと思われます．

蔵前：いい考えですね．でも，それで終わりですか？
新米：これで現在の症状はとれると思いますが．
蔵前：このお客さんは便秘を繰り返しているのよね？
新米：はい，そうです．
蔵前：今の症状をとってあげるだけでいいのでしょうか？
新米：お客さんは，それ以外の話はしませんでしたが．
蔵前：今の症状をとった後に，同じことを繰り返さないようにフォローするのも重要じゃないのかな？
新米：たしかに今の症状をとっても，また便秘になる可能性はあります．
蔵前：そうですよね．それでは何を選択しますか？
新米：痔出血を考えると便が硬いと思われます．高齢者で体力もあまりないと考えられるし，下剤を服薬したことがほとんどないので，副作用のことも考えて，刺激性下剤より浸透圧性下剤の**スラーリア便秘薬**がいいと思います．
蔵前：そうですね．刺激性下剤だと下剤服用経験の少ないお客さんだったら腹痛などの症状を訴えることがありますからね．使い方や服薬方法などをきちんと説明してあげてください．

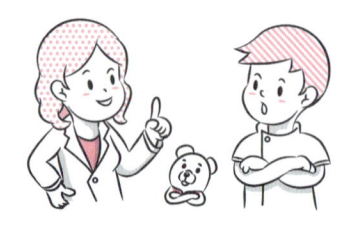

Step 4　OTC医薬品選択のポイント

便秘による腹部膨満感に適した成分			蠕動運動促進成分	
即効性を期待できる剤形		主な商品名	炭酸水素ナトリウム	グリセリン
内服薬	△	スラーリア便秘薬		
坐剤	○	新レシカルボン坐剤S	●	
浣腸	○	イチジク浣腸30		●
使用してはいけない場合		痔出血がある		×

便秘による腹部膨満感に適した成分			便軟化作用成分	備考
即効性を期待できる剤形		主な商品名	酸化マグネシウム	
内服薬	△	スラーリア便秘薬	●	
坐剤	○	新レシカルボン坐剤S		
浣腸	○	イチジク浣腸30	●	手技に手間がかかり高齢者には避けたほうがよい
使用してはいけない場合		痔出血がある		

→ OTC在庫リストからこのお客さんにお勧めの薬を選ぶとすると・・・

> 新レシカルボン坐剤S
> スラーリア便秘薬

Step 5　お客さんに説明しよう

新米：まずは，今のお腹が張っている症状を改善するために**新レシカルボン坐剤S**がお勧めです．

客：昔，入院したときに浣腸を使ってもらったことがあるけど，どう違うの？

新米：浣腸も坐剤も肛門からお薬を入れて排便を促すものです．便を出すことでお腹の張りを改善する作用があります．グリセリン浣腸は使用して15分程度で排便がありますが，使い方が少し面倒です．新レ

シカルボン坐剤Sは，使用して効果が出てくるのに30分から1時間程度かかりますが，使い方が簡単です．

客：それだったら，以前使ったことがある浣腸のほうがいいのかな？

新米：入院したのはいつ頃ですか？

客：若い頃です．

新米：その頃は便秘したり，痔出血はなかったですよね？

客：はい．

新米：痔出血のある方がグリセリン浣腸を使うと，傷口から吸収されて，副作用が起きる可能性があります．

客：それだったら，坐剤のほうがいいですね．

新米：はい，この坐剤を使用することで，お客様の今の症状は改善できると思います．ただ，このお薬で今の症状は改善できたとしても，根本的な便秘を改善しないと，また同じことを繰り返すことになります．

客：どうしたらいいですか？

新米：お客様は便秘を繰り返していらして，力んで痔出血を起こされていますし，失礼ですがご高齢ですので，便をやわらかくするお薬で体に負担をかけにくいものがいいと考えて，腸管水分を移行させ便をやわらかくする酸化マグネシウムの含まれた，スラーリア便秘薬を併用されることをお勧めします．

客：一緒に使ってもいいのですか？

新米：問題ありません．
　　　ただ，お客様は下剤をほとんど服薬されたことがないので，まずは1日1回1錠から服薬を始めてください．
　　　便の調子をみて，ゆるくなりすぎたら量を減らしたり，出にくいようでしたら少しずつ量を増やしていってください．

客：わかりました．坐剤と飲み薬，両方ともいただきます．

新米：飲み薬を3日飲んでも排便の状態や便の硬さがかわらなかったら，ご相談ください．

Step 6 説明のポイント

　お客様の主訴を改善するための商品選択が必要となります．内服薬を選択すると，効果発現に時間がかかるため，その間お客様はきつい思いしないといけません．効果発現時間や操作方法などをわかりやすく説明しましょう．また，今の症状を改善しても，今後同じような症状を繰り返すと懸念される場合には，それを予防するためにどのような対応策があるのかを提示することも必要です．

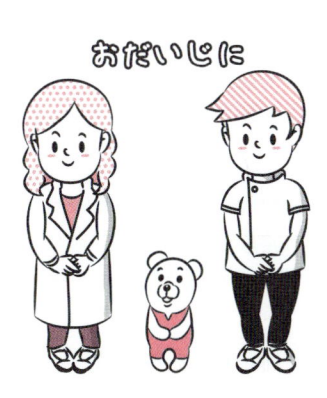

Ⅱ部　こんなお客さんが来局したら，どんなOTC医薬品を勧めますか？

シナリオ 7.2
乳児・小児の便秘に悩むお母さんの巻

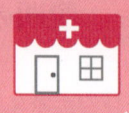

レベル ★★★

Step 1　お客さんの症状を聴き出そう

客：子供が便秘をしていて・・・．
新米：何日くらい便秘をしているのですか？
客：5日間くらい出ていません．
新米：いつもは毎日排便があるのですか？
客：日によって違いますが，毎日少しは出ているようです．
新米：お子さんはいくつですか？
客：4歳です．
新米：今，幼稚園とか保育園には行っていますか？
客：保育園に行っています．
新米：保育園で風邪や嘔吐・下痢は流行っていませんか？
客：そんな話は聞いていません．
新米：食事はとれていますか？
客：昨日からあまり食べません．
新米：食事で好き嫌いはありませんか？
客：そうですね，やっぱり野菜は食べたがりませんね．
新米：お子さんは元気にしていますか？
客：わりと元気にしていますが，昨日の夜はぐずって一度吐きました．
新米：発疹や熱はありませんか？
客：昨日の夜は体をボリボリ掻いていました．熱は測っていませんが，ないと思います．
新米：何かお薬を飲んでいたり，アレルギー体質といわれたり，お薬を飲

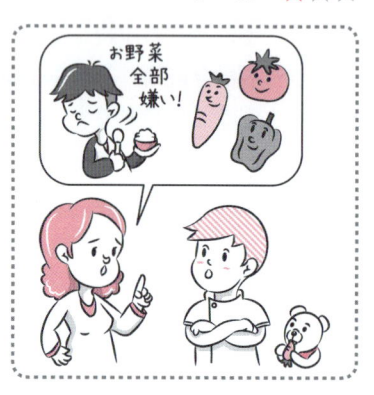

んで具合がわるくなったことはありませんか？
客：今は何も薬は飲んでいませんし，アレルギー体質があるといわれたこともありません．

Step 2　聴き取りポイント

● 相談の対象者	来局者の子供（4歳）
● 症　　状	5日間便秘している
● 現在の状態	わりと元気にしているが，昨夜はぐずって一度吐いた
● 現在の服用薬	なし

　子供から直接聴き取ることが困難なので，母親（保護者）から具体的な症状を聴き出しましょう．

　便秘は，その周辺症状をきちんと把握する必要があります．① 排便は毎日あるか，② 食事量は落ちていないか，③ 発疹は出ていないか，④ 発熱はないか，⑤ 嘔吐はないか，などです．また，毎日排便があっても便秘状態であることがあるので注意が必要です．また，抗生物質などの処方薬服用で便秘が起こることもあります．また，風邪や嘔吐・下痢症による周辺症状も考えられるので，周りの流行状況も確認する必要があります．

Step 3　ベテランのアドバイスを聞いてみよう

蔵前：このお客さんにどんな商品をお勧めしますか？
新米：5歳以下で使用できる内服薬はないので，どう指導をしていいか悩んでいます．
蔵前：子供さんは何日くらい便秘をしているの？
新米：5日間だそうです．
蔵前：5日も排便がなかったら，あなたならどうですか？
新米：きついと思います．
蔵前：それは子供も同じでしょう．まずは楽にしてあげることを考えましょう．

新米：そうすると，子供でも使えるのは**イチジク浣腸**ですね．子供さんなので30 mLの規格で十分だと思いますので，それを勧めてみます．

蔵前：ちょっと待って，子供さんは何歳でしたか？

新米：4歳です．

蔵前：**イチジク浣腸30**は添付文書上では12歳以上ですよね．4歳にその量を全部使って大丈夫？

新米：あっ，そうでした．5歳以下は10 mLくらいの使用なので，1/3量程度使用するよう指導します．

蔵前：いいですね．子供は「便秘だからきつい」などと表現しないから，周辺症状から判断してあげないといけないですね．浣腸の使い方や生活指導も忘れずに行ってください．

Step 4 OTC医薬品選択のポイント

5歳以下で使用できる剤形		主な商品名	炭酸水素ナトリウム	グリセリン	備考
内服薬	×	―			
坐剤	○	新レシカルボン坐剤S	●		
浣腸	○	イチジク浣腸30		●	規格30 mLのうち，10 mL程度の使用でよい

（便秘に適した成分／蠕動運動促進成分）

→ OTC在庫リストからこのお客さんにお勧めの薬を選ぶとすると・・・

　　　　　　　　　　　　　　　　　イチジク浣腸30

Step 5 お客さんに説明しよう

新米：お子さんは5日便秘をして，かなりきついと思います．昨夜は一度嘔吐もしているし，食事量も減ってきています．体をボリボリ掻くような発疹も便秘に伴うものと考えられます．まずは今たまってい

　　　　る便を出してあげることで，楽にしてあげることが重要と考え，**イチジク浣腸30**がいいと思います．
　客：飲み薬はありませんか？
新米：はい，5歳以下で服薬できる薬はありません．
　客：浣腸なんて使ったことがないから大丈夫かしら？
新米：**イチジク浣腸**をそのまま入れると冷たくて薬剤だけ外に出てしまうので，人肌程度にあたためてからキャップを外して肛門から約10秒程度かけてゆっくり入れてください．その際，この浣腸液を全部入れてしまうと量が多いので，1/3程度入れてあげてください．残った液はトイレに流してもらって大丈夫です．あとはトイレに座らせてください．5〜15分程度で排便があると思います．
　　　浣腸液が冷たいまま使ったり，肛門から浣腸液を急に入れると，血圧が下がったり，お腹が痛くなったり，具合がわるくなることがあるので注意してください．
　客：わりと簡単なんですね．それをいただくわ．
新米：浣腸はあくまでも今の便秘を改善するためのお薬で，今の生活を続けていれば，また便秘になる可能性があります．
　客：たしかにそうですよね．
新米：また，最近の食事はとてもやわらかくて，あまり噛まなくても飲み込めるので，それが便秘の要因のひとつとなっています．食事するときによく噛むように指導してあげてください．例えば，ご飯を口に入れ，どちらが長く噛んでいるかゲーム感覚で行うと面白いかもしれません．食事内容に関しては，できるだけ果物や野菜などの食物繊維を多く含む物，ヨーグルトなどを摂取させたほうがいいと思います．
　　　お子様は野菜をあまり食べないといわれていましたので，野菜ジュースとか，カレーに野菜を擦って入れ込んだりして摂取させる努力をしてみてください．
　　　それと，排便がなくても朝から毎日同じ時間帯にトイレに座らせる習慣をつけてください．
　　　それでも，状態がかわらなかったら，相談してください．

Step 6 説明のポイント

　年齢制限があるため内服薬を選択できない場合や，状態を早く改善したい場合には，外用薬を使うことで今の症状改善ができることを説明しましょう．
　また，外用薬は使用方法を間違うと状態をわるくする可能性があることを説明し，きちんとした使用方法を説明するように努めましょう．このお客さんのように，外用薬で今の症状は改善することができても，生活習慣を改善しないと同じ症状が繰り返されることも，あわせて説明してあげるとよいでしょう．

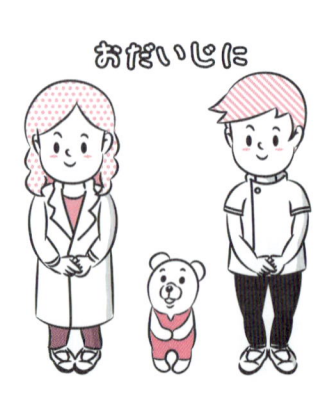

シナリオ 7.3
常習便秘を訴えるお客さんの巻

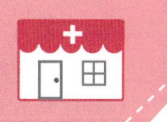

レベル ★★★

Step 1 お客さんの症状を聴き出そう

客：いつものことなのですが，便秘になりまして，何かいい薬がないかと思ってきました．

新米：便秘されているんですね．今回は何日くらい排便がないのですか？

客：5日くらい出ていません．

新米：お腹が張ったり，食欲が落ちたり，ムカムカしたり，頭痛がしたりすることはないですか？

客：いつものことなので，そんな症状が出る前にきました．

新米：今まで飲み薬を使ったことはありますか？

客：飲み薬を飲んだことはありません．

新米：いつもはどうしているのですか？

客：坐剤を使って出しています．

新米：坐剤を使うと，排便がありますか？

客：はい，坐剤を使うと調子がいいんです．

新米：5日便秘してもお腹が張らないことを考えると，食事はきちんととれていますか？

客：ダイエットとかも考えて，あまり食べないので，いつも便の量は少ないんです．

新米：あまり食べないんですね．食事の好き嫌いとかはありますか？

客：仕事が忙しく外食が多くて，かなり偏った食事になっていると思います．それと，あまり野菜が好きじゃないんですよね．

新米：そうですか．

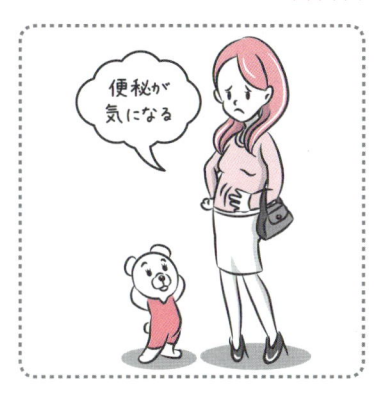

客：雑誌なんか読んでもいろんなことが書いてあって，このままじゃ駄目だと思えてきました．
新米：それで，今回はお薬を飲んでみようと思っているのですね．
客：はい，自分にあう薬があればいいのですが．
新米：現在，ご妊娠中や授乳中だったり，病院にかかられていたり，アレルギー体質や今までお薬を飲まれて副作用が出たことなどはございませんか？
客：はい，ありません．
新米：坐剤以外で，何か便秘に対して対処していることはありますか？
客：ん～，特に何もしていません．
新米：わかりました．ほかに不安なことはありませんか？
客：はい，大丈夫です．

Step 2 聴き取りポイント

● 相談の対象者	本人（20歳代，女性，会社員）
● 症　状	特になし
● 症状の経過	5日前から
● アレルギー歴，副作用歴	なし
● その他	妊娠なし，下剤の常用なし（便秘時は坐剤使用）

　お客さんの具体的な症状を把握するために，薬剤師からの問い合わせが重要になります．便秘に伴う諸症状として，① 腹部膨満感はあるのか，② 食欲や食事のバランスに問題はないか，③ 悪心・嘔吐はあるのか，④ 頭痛はあるのか，などさまざまです．また，女性は常習便秘を訴える場合が多く，生活習慣改善は行わず，薬に頼る方も多いので，販売に加えて生活指導が重要になります．会話のなかでもお客さんが不安に思っていることに寄り添いながら，お客さんの気持ちを引き出してあげるとよいでしょう．

Step 3 ベテランのアドバイスを聞いてみよう

蔵前：このお客さんには，どんな商品をお勧めしますか？

新米：妊娠や併用薬がないので，選択の制限はありません．現時点で周辺症状もないので，外用薬での対応も必要ないと考えます．

蔵前：具体的には何を選択しますか？

新米：内服は初めてなので，合剤より，単剤あるいは生薬主成分のものがいいと思います．

蔵前：例えば，どのようなものがありますか？

新米：浸透性下剤ならば酸化マグネシウム単独の**スラーリア便秘薬**，刺激性下剤ならばピコスルファート単独の**コーラックソフト**，生薬成分ならば**武田漢方便秘薬**か**スルーラックデトファイバー**か**サトラックス**がいいと思います．

蔵前：**コッコアポプラスＡ錠**も防風通聖散単独ですが，選択していないのはなぜですか？

新米：防風通聖散は腹部に皮下脂肪が多く，体力のある方に向いています．今回の患者さんは若くて体力はあると思いますが，少しやせ形で，防風通聖散より，大黄甘草湯である**武田漢方便秘薬**のほうがいいと思います．

蔵前：いいですね．この5つがどう違うのか，用法用量の違いをまじえてお客さんに説明できるようにしておきましょう．

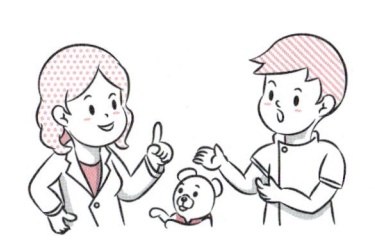

Step 4 OTC医薬品選択のポイント

便秘に適した成分	蠕動運動促進成分		
	センノサイド	ピコスルファートナトリウム	アロエエキス
主な商品名	スラーリア便秘薬			
	サトラックス			
	コーラックソフト		●	
	タケダ漢方便秘薬			
	スルーラックデトファイバー	●		●

便秘に適した成分	便軟化作用成分		便膨張作用成分	生薬成分
	酸化マグネシウム	センナ実	プランタゴ・オバタ種皮	
主な商品名	スラーリア便秘薬	●			
	サトラックス		●	●	
	コーラックソフト				
	タケダ漢方便秘薬				大黄甘草湯エキス
	スルーラックデトファイバー			●	ジュウヤク末

→ OTC在庫リストからこのお客さんにお勧めの薬を選ぶとすると・・・

　　　　　　　　　　　　　　　　　　　サトラックス

Step 5 お客さんに説明しよう

新米：初めて下剤を使用する方でも安心して飲めるよう，複数の薬剤が入っているものより，ひとつの薬剤か生薬成分薬で始めるのがいいと思います．それにはスラーリア便秘薬，コーラックソフト，スルーラックデトファイバー，武田漢方便秘薬，サトラックスの5つの商品があります．

客：どう違うの？

新米：**スラーリア便秘薬**と**サトラックス**は腸のなかに水をよび込んで便をやわらかくして排便を促すお薬です．**サトラックス**は腸のなかで水分を吸収して便のかさを増す効果もあります．**コーラックソフト**と**武田漢方便秘薬**は腸の運動を促進して排便を促すお薬です．**スルーラックデトファイバー**は膨張性下剤で，便のかさを増して排便を促すお薬になります．このなかで**サトラックス**，**武田漢方便秘薬**と**スルーラックデトファイバー**が，生薬成分となります．
サトラックスは1日2回服用で，**スルーラックデトファイバー**は1日1～2回服薬するお薬です．**武田漢方便秘薬**と**スラーリア便秘薬**と**コーラックソフト**は1日1回服薬するお薬です．

客：どれがいちばんお腹が痛くならない？

新米：あくまでも頻度の話ですが，腸の運動を促進するお薬のほうが，腹痛を感じている方が多いようです．

客：1日1回飲むというのは魅力的だけど，お腹が痛くなるのは困るからね．

新米：お客様は仕事上外食が多くて偏食がちとのことですし，また食事量も少ないということから考えると，腸のなかに水をよび込んで便をやわらかくして排便を促す効果と，便の量を増やす2つの効果をあわせもつ**サトラックス**がお勧めです．**サトラックス**には1包2gの分包品があるので，外出時の携帯にも便利だと思います．

客：そうね，それじゃそれをいただくわ．

新米：お客様は今回初めて下剤を服用されるので，1日2回の製品ですが，まず寝る前1包から始めて，徐々に増やしていくのがいいのではないかと思います．それと，便秘はただ単に薬だけではコントロールしにくい疾患です．規則正しい生活や野菜や果物の食物繊維を多く摂取すること，また，毎日軽い運動をすることも大事になります．お客様は野菜があまりお好きではないとのことなので，果物のジュースや海藻サラダなどを1品加えるのもいいと思います．それと，薬の効果を高めるために，寝る前にコップ1杯の水を飲むことも行ってみてください．

客：わかりました．

新米：お薬を服用しても症状がかわらなかったら，また相談してください．

客：わかりました．本当にありがとうございます．

Step 6 説明のポイント

　はじめから数種類の薬効の商品を候補として提示し，お客さんと一緒に選んでいくとよいでしょう．その際，副作用による服薬中断が起きないよう，あらかじめ起き得る可能性について説明しておくことが重要です．例えば，主要成分による作用の違いや，服薬方法の違い，服薬回数の違いをお客さんにわかりやすく説明しましょう．

　また，便秘は生活習慣によって起こり得る疾患なので，薬の販売と並行して生活改善のアドバイスを行うことも重要です．

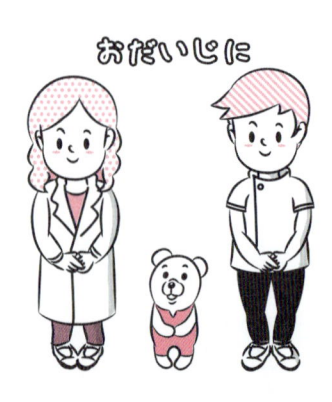

chapter 8 痔

　痔には，いぼ状の腫れができる「いぼ痔（痔核）」，肛門の皮膚が切れる「切れ痔（裂肛）」などの種類があります．これらの症状は，OTC医薬品で対応することが多いのですが，一方，肛門に膿のトンネルができる「あな痔（痔瘻）」や，痔に似た症状で直腸がんなど受診が必要な病気のケースもあります．

　本章では，お客さんの症状などにあった適切な医薬品を選択できるよう，痔の薬の各成分に適した症状と禁忌のケースを整理しました．

Ⅱ部　こんなお客さんが来局したら，どんなOTC医薬品を勧めますか？

▶ひとめでわかる　OTC医薬品選択のポイント

● 成　分

		ステロイド	非ステロイド	抗ヒスタミン成分	
効果のある成分	痔の痛み	○	○		
	痔の腫れ	○	○		
	痔の出血	○	○		
	痔のかゆみ			○	
	痔と便秘				
選んではいけない成分	患部化膿時	×			
	腎臓・高血圧・心臓病		グリチルレチン酸注意		

● 剤　形

主な症状	特徴	注入軟膏	坐剤	軟膏	乙字湯
痔と便秘	―				○
内痔核（肛門内側・奥）	あまり痛くない 出血・いぼが出てくるとかゆみ・痛みに	○（注入）	○		○
外痔核（肛門外側）	痛みがある 触るといぼができている	○（塗布）		○	○
裂肛（肛門外側）	痛みがある 排便時に少し出血	○（塗布）		○	○
痔瘻（感染症）	痛みがある	×	×	×	×
便秘薬服用時	―				×

8. 痔

	局所麻酔成分	組織修復成分	殺菌成分	乙字湯
	○			
		傷口の治りを早める	細菌感染を抑え,傷口の悪化を防ぐ	
	○			
				○

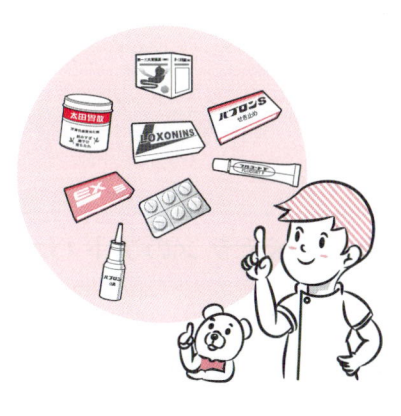

II部　こんなお客さんが来局したら，どんなOTC医薬品を勧めますか？

シナリオ 8.1
症状を話してくれないお客さんの巻

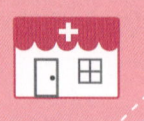

レベル ★★★

Step 1　お客さんの症状を聴き出そう

客：（小声で）痔の薬はどこにありますか？
新米：こちらです．どのような症状ですか？
客：いいです，自分で探してみます．

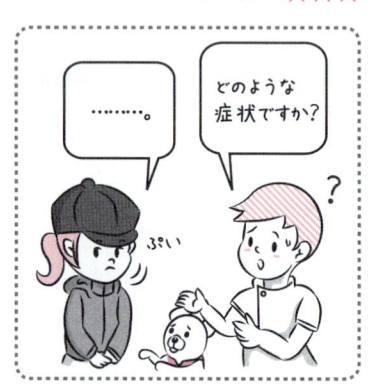

Step 2　聴き取りポイント

● 相談の対象者	本人（30歳代，女性）
● 症　状	不明
● 症状の経過	不明
● 副作用歴，アレルギー歴	不明
● その他	不明

　痔はプライバシーにかかわるので，話していただけないケースもあります．痔の症状といっても，切れ痔，内側のいぼ痔，外側のいぼ痔など，さまざまです．具体的な症状を聴き取るための表現を身につけましょう．

Step 3　ベテランのアドバイスを聞いてみよう

蔵前：痔の外用薬にはどのようなものがありますか？
新米：外用薬の成分としては，腫れや炎症に用いるステロイドやグリチル

レチン酸などの抗炎症成分，痛みに局所麻酔成分，かゆみに抗ヒスタミン薬などの鎮痒成分，出血に用いる収れん保護成分，血行促進成分や血管収縮成分，また，肛門周囲を清潔に保つための殺菌成分などが配合されています．患部の炎症がひどいわりに化膿していない場合は，ステロイドを含む薬を使うと症状が改善されやすいとされています．逆に炎症があまり強くなく，化膿している場合は，ステロイドを含む薬は避けましょう．

蔵前：このお客さんには，どんな商品をお勧めしますか？
新米：症状を伝えてもらえなかったのですが，一般に痛みを伴う外側の痔（裂肛・痔核）は軟膏，出血を伴う内側の痔は坐剤ですね．
蔵前：例えば何を選びますか？
新米：**プリザエース軟膏**，**サノーラA坐剤**とか．
蔵前：選び方として，注入軟膏もありますね．今回のお客さんは，痔の薬を使った経験はありそうでしたか？
新米：初めてだと思います．注入軟膏は，患部や薬剤に直接手を触れなくていいので，衛生的で使いやすいと思います．
蔵前：いいですね．症状と，使ったことがあるかどうかをまじえて，お客さんに説明できるようにしておきましょう．

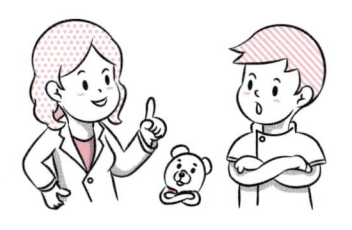

Step 4　OTC医薬品選択のポイント

痔に適した成分	ステロイド		血管収縮成分	抗ヒスタミン成分
	プレドニゾロン酢酸エステル	ヒドロコルチゾン酢酸エステル	テトラヒドロゾリン塩酸塩	クロルフェニラミンマレイン酸塩
主な商品名　サノーラA坐剤	●			●
プリザエース		●	●	●

痔に適した成分	局所麻酔成分	殺菌成分	血行促進成分	組織修復成分	剤形
	リドカイン	クロルヘキシジン塩酸塩	トコフェロール酢酸エステル	アラントイン	
主な商品名　サノーラA坐剤	●		●		坐剤
プリザエース	●	●	●	●	軟膏/注入軟膏

→ OTC在庫リストからこのお客さんにお勧めの薬を選ぶとすると…

　　　　　　　　　　　　　　　　　プリザエース注入軟膏

Step 5　お客さんに説明しよう

　客：この**プリザエース軟膏**をください．
新米：お客様，症状ですが，切れているか，出ているかを教えてもらえますか？
　客：外側が痛み，少し出血もあります．
新米：そのような症状には，注入軟膏が好評です．
　客：どのように使うのですか？
新米：内側の症状には注入，外側には塗布して使います．内側の場合，1回ごとに使い切りなので，患部や薬に直接触れることがなく衛生的です．

客：では，**プリザエース注入軟膏**にします．

Step 6 説明のポイント

　使うのが初めてかどうかを聞きながら剤形別の特徴を提示してあげ，小声で伝えるなどお客様のプライバシーに配慮しながら，お客様と一緒に選ぶとよいでしょう．

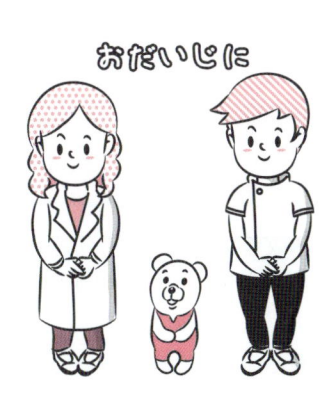

Ⅱ部　こんなお客さんが来局したら，どんなOTC医薬品を勧めますか？

シナリオ 8.2
ステロイド服用中のお客さんの巻

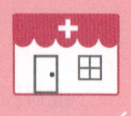

レベル ★★★

Step 1　お客さんの症状を聴き出そう

客：**ボラギノール**ください．
新米：坐剤や軟膏などがございますが．
客：いつも使っている，この軟膏をください．
新米：こちら，**ボラギノールA軟膏**ですね．
客：それをください．
新米：現在病院にかかられていたり，アレルギーや，今までお薬を飲まれて副作用が出たことなどはございませんか？
客：ずっと使っているんだよ．それをください．

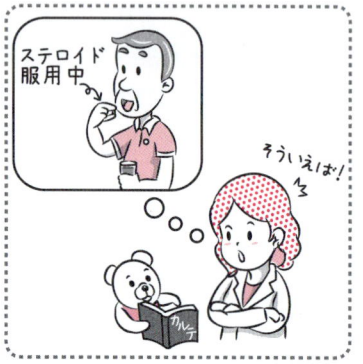

Step 2　聴き取りポイント

● 相談の対象者	本人（50歳代，男性）
● 症　状	内痔核
● 症状の経過	慢性的
● 副作用歴，アレルギー歴	なし
● その他	ボラギノールA軟膏使用

　症状改善には，薬の有効性と安全性に対応した情報提供が重要になる場合があります．痔の外用薬に配合される抗炎症成分としては，①急性時のステロイド，②慢性時の非ステロイド，の2つのタイプがあります．
　経過と症状を聴き取るための表現を身につけましょう．

Step 3 ベテランのアドバイスを聞いてみよう

蔵前：ボラギノールにはどのような種類がありますか？

新米：黄色の**ボラギノールA**と緑の**ボラギノールM**と内服薬です．Aはステロイド配合，Mは非ステロイドタイプ，内服は漢方ですね．

蔵前：そういえば，この方はステロイドを服用中ではなかったかしら？薬歴を確認してみましょう．
　　　‥‥やはりそうです，ステロイドを服用中ですね．通院していることと，薬を飲んでいることは別と思っている方もいらっしゃいます．服用中の薬も含め，既往歴はよく聴きましょう．

新米：そうですね，気をつけます．

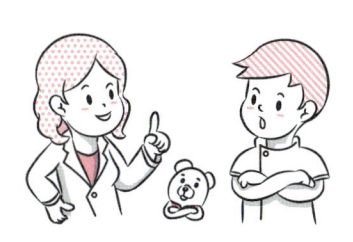

II部　こんなお客さんが来局したら，どんなOTC医薬品を勧めますか？

Step 4　OTC医薬品選択のポイント

痔に適した成分		ステロイド	消炎成分	局所麻酔成分
		プレドニゾロン酢酸エステル	グリチルレチン酸	リドカイン
主な商品名	ボラギノールA軟膏	●		●
	ボラギノールM軟膏		●	●
	内服ボラギノールEP			
選んではいけない場合	ステロイド服用中	×		

痔に適した成分		血行促進成分	組織修復成分	生薬成分	剤形
		トコフェロール酢酸エステル	アラントイン	ボタンピ,シコン	
主な商品名	ボラギノールA軟膏	●	●		軟膏
	ボラギノールM軟膏	●	●		軟膏
	内服ボラギノールEP			●	顆粒
選んではいけない場合	ステロイド服用中				

→ OTC在庫リストからこのお客さんにお勧めの薬を選ぶとすると…

　　　　　　　　　　　　　　　　ボラギノールM軟膏

Step 5　お客さんに説明しよう

新米：お客様，たしか喘息でステロイドを服用されていたように思うのですが，今もお使いですか？

客：いつも先生からいただいて，続けています．何か注意することでもありますか？

新米：はい．痔の治療に用いるお薬には，ステロイドが配合されたタイプもあり，一緒に使うと作用が強く出たり思わぬ副作用が出ることも

164

考えられます．その場合はステロイドを含まない痔のお薬をお勧めしています．そらの薬局にあるOTC医薬品では**ボラギノールM軟膏**が該当します．

客：塗り薬でも影響があるんですね．じゃあ，それにします．

Step 6 説明のポイント

　症状にあわせたステロイド・非ステロイドの使い分けを提示してあげ，お客さんの薬への信用を一歩高めながら，選び方の理解を進めるとよいでしょう．

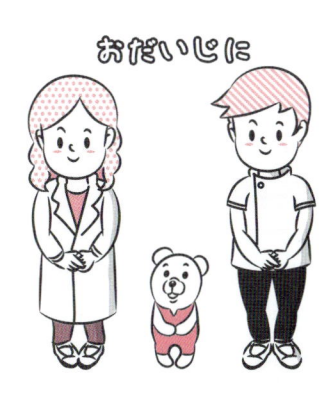

II部　こんなお客さんが来局したら，どんなOTC医薬品を勧めますか？

シナリオ 8.3
「便秘でいきんで切れ痔になってしまった」というお客さんの巻

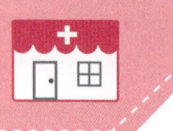

レベル ★★☆

Step 1　お客さんの症状を聴き出そう

客：数日前から便秘で，昨日いきんだら切れ痔になってしまったんですけど．

新米：それはいけませんね．

客：すごく出血してびっくりしました．

新米：現在，病院にかかられていたり，アレルギーや今までお薬を飲まれて副作用が出たことなどはございませんか？

客：特にありません．

新米：わかりました．そのほかに，ご心配な点はございませんか？

客：一緒に便秘薬もほしいんですけど．

Step 2　聴き取りポイント

● 相談の対象者	本人（30歳代，女性）
● 症　状	便秘でいきむと切れる
● 症状の経過	昨日から（便秘が原因）
● 副作用歴，アレルギー歴	なし

　お客さんの悩みを解決するためには，原因にあった対応も重要になる場合があります．痔の薬には内服薬もありますが，あくまでも外用薬を補助する薬として使われます．痔の内服薬には，生薬成分のほか止血作用や血

管補強作用のある成分，消炎作用のある成分，局所のうっ血症状を改善するビタミンEなどが配合されていますので，腫れているときには補助的に服用するとよい場合があります．また，代表的な痔の内服薬である乙字湯には排便を促すセンナ・ダイオウが含まれていますので，下痢しやすい方・妊婦さんには避けましょう．便秘を伴う痔には，外用薬と内服薬をあわせて用いると効果的です．併用のアドバイスの表現を身につけましょう．

Step 3 ベテランのアドバイスを聞いてみよう

蔵前：このお客さんには，どんな薬をお勧めしますか？
新米：裂肛に塗り薬，出血もあるので血管収縮成分の入った**プリザエース軟膏**，便秘の対応も考え，痔の内服薬も飲んだほうがいいと思います．
蔵前：ふんふん，内服薬では？
新米：**内服ボラギノールEP**はどうでしょう．
蔵前：血液循環改善と炎症を鎮める生薬配合の痔の内服薬ですね．これは便秘のないときにお勧めしたいですね．今回のお客さんは，便秘はありましたか？
新米：便秘でいきんで痔になるようです．
蔵前：そうすると，排便作用ももつものがいいですね．血流をよくしたり，便通を整える薬がいいですね．
新米：**乙字湯エキス錠クラシエ**でしょうか．血液循環をよくする作用，排便作用などもあります．
外用薬との併用により効果的なことと，便秘薬と一緒に使えないことも説明してみます．
蔵前：いいですね．外用薬と内服薬がどう違うのか，一緒に使うことのメリットをまじえてお客さんに説明できるようにしておきましょう．

II部　こんなお客さんが来局したら，どんなOTC医薬品を勧めますか？

Step 4　OTC医薬品選択のポイント

便秘，出血を伴う痔に適した成分		ステロイド		血管収縮成分
		プレドニゾロン酢酸エステル	ヒドロコルチゾン酢酸エステル	テトラヒドロゾリン塩酸塩
主な商品名	プリザエース軟膏		●	●
	ボラギノールA軟膏	●		
	乙字湯エキス錠クラシエ			
	内服ボラギノールEP			
選んではいけない場合	便秘薬服用中，妊娠中，下痢しやすい			

便秘，出血を伴う痔に適した成分		血行促進成分	漢方	その他の生薬成分	剤形
		トコフェロール酢酸エステル	乙字湯エキス	ボタンピ，シコン	
主な商品名	プリザエース軟膏	●			軟膏
	ボラギノールA軟膏	●			軟膏
	乙字湯エキス錠クラシエ		●		錠
	内服ボラギノールEP	●		●	顆粒
選んではいけない場合	便秘薬服用中，妊娠中，下痢しやすい		×		

→ OTC在庫リストからこのお客さんにお勧めの薬を選ぶとすると・・・

　　　　　　プリザエース軟膏
　　　　　　乙字湯エキス錠クラシエ

Step 5　お客さんに説明しよう

新米：切れている部分の症状緩和には**プリザエース軟膏**を綿棒などで塗り

ます．そして乙字湯エキス錠クラシエは，穏やかな排便作用で便通を整え，血液循環をよくして患部のうっ血をとり，切れ痔などに効果があります．

客：一緒に使っていいの？
新米：はい．一緒に使うことで排便も楽になり，効果的です．
客：飲み薬では，内服ボラギノールEPもあるけど何が違うの？
新米：ボラギノールEPに比べ，排便作用が特徴です．お客様の便秘にも効果があると思います．
客：そうね，プリザエース軟膏と乙字湯エキス錠クラシエをいただくわ．

Step 6 説明のポイント

併用によるメリットと，内服薬の違いを提示して，お客さんに選んでいただくとよいでしょう．その際には，急性の対処の外用薬の使い方を説明し，裂肛になる原因である便秘にも効果のある内服薬を併用することがよいことも説明できるとよいでしょう．

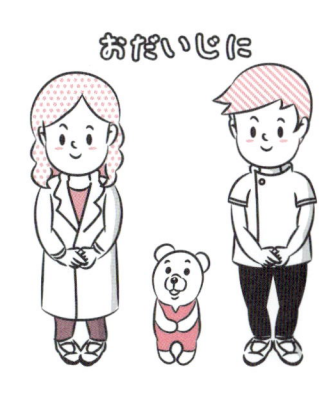

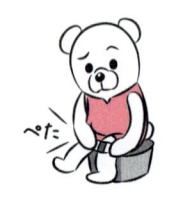

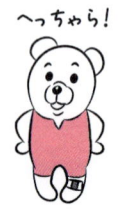

転んだって　ぺた　へっちゃら！

chapter 9 皮膚のかゆみ

　本来，表皮は薄くて丈夫な層で，外部からの刺激や異物の侵入を防いでくれるものですが，何らかの刺激で表皮が変化すると，かゆみ・痛みといった症状があらわれます．かゆみは，夏期ではあせも・虫刺され，冬期では乾皮症など，時期により発症原因がかわります．また，おむつかぶれや脂漏性湿疹は乳幼児に多く，皮膚瘙痒症や乾皮症は高齢者に多いなど，年齢によってあらわれる症状が異なります．

　化学物質・虫や植物・寄生虫・温度変化・乾燥によるものでは患部に発疹がみられますが，糖尿病などの疾患・妊娠・ストレスによるものでは発疹はみられません．

　かゆみを発し，ひっ掻くとそれ自体が刺激となってかゆみが増悪し，ひっ掻き傷を生じたり，皮膚の肥厚や瘢痕をつくることになるため，早期の治療が大切であり，その際かゆみの症状や部位にあった薬剤を選択することが重要です．

　抗炎症成分の選択は，ステロイド含有製剤か，ステロイド非含有製剤のどちらが適しているかを考慮・判断し，治療効果を高める成分として配合されている抗菌成分，かゆみ止め成分，皮膚保護成分などのなかから，必要な成分の組み合わせで商品を選びましょう．ステロイドは強さによりグレードが分類され，OTC医薬品として販売されているものはストロング，マイルド，ウィークの3段階があります．

　皮膚の炎症では部位によって剤形を使い分けることも重要です．局所の炎症では刺激性の少ない軟膏を選択しますが，お客さんには伸びがよく塗り心地のよいクリームが好まれる傾向があるようです．最近は製剤技術が進み刺激性の少ないクリームなど使用感を重視した製剤が増えています．被毛部にはローション剤が使いやすいでしょう．

　また，OTC医薬品ではほとんどの商品が配合剤であるため，ステロイドの有無のほかに，抗菌薬・抗ヒスタミン薬・皮膚のバリア機能を守る保湿成分，皮膚保護作用のある成分の有無にも注目しましょう．

ひとめでわかる OTC医薬品選択のポイント

● ステロイドの強さ

ステロイドのランク	成分名	商品名（医療用）	そらの薬局在庫商品名（OTC）
ストロンゲスト	クロベタゾールプロピオン酸エステル	デルモベート	
	ジフロラゾン酢酸エステル	ジフラール	
		ダイアコート	
ベリーストロング	ベタメタゾンジプロピオン酸エステル	リンデロン-DP	
	ジフルプレドナート	マイザー	
	ジフルコルトロン吉草酸エステル	ネリゾナ，テクスメテン	
	フルオシノニド	トプシム	
	アムシノニド	ビスダーム	
	酪酸プロピオン酸ヒドロコルチゾン	パンデル	
	ベタメタゾン酪酸エステルプロピオン酸エステル	アンテベート	
	モメタゾンフランカルボン酸エステル	フルメタ	
ストロング	デキサメタゾンプロピオン酸エステル	メサデルム	
	ベタメタゾン吉草酸エステル	ベトネベート，ベトネベートN	ベトネベートN軟膏AS
		リンデロン-V，リンデロン-VG	
	ベクロメタゾンプロピオン酸エステル	プロパデルム	
	デキサメタゾン吉草酸エステル	ザルックス，ボアラ	
	フルオシノロンアセトニド	フルコート，フルコートF	フルコートf
	デプロドンプロピオン酸エステル	エクラー	
	ハルシノニド	アドコルチン	

9. 皮膚のかゆみ

ステロイドの ランク	成分名	商品名（医療用）	そらの薬局在庫 商品名（OTC）
マイルド	プレドニゾロン吉草酸エステル酢酸エステル	リドメックス	リビメックスコーワ軟膏
	トリアムシノロンアセトニド	レダコート	
	フルメタゾンピバル酸エステル	テストーゲン	
	ヒドロコルチゾン酪酸エステル	ロコイド	オイラックスA, セロナQTローション
	クロベタゾン酪酸エステル	キンダベート	
	アルクロメタゾンプロピオン酸エステル	アルメタ	
	デキサメタゾン	オイラゾン, デキサメサゾン, グリメサゾン	
ウィーク	デキサメタゾン酢酸エステル		エマゼンクリーム
	プレドニゾロン	プレドニン	
		ビスオクリーム	
	ヒドロコルチゾン	テラ・コートリル	
	フルドロキシコルチド	ドレニゾン	

● 剤形と適用部位の使い分け

剤　形	湿潤面	乾燥面	被毛部	広範囲	特　徴
軟　膏	○	○			湿潤面, 乾燥面いずれにも使えるが, べたつきあり
クリーム		○			伸びがよく使い心地が好まれるが, やや刺激性あり
ローション			○		軟膏, クリームが使いにくい頭髪部や腋窩などに適している
スプレー			○	○	症状が広範囲に及ぶときに適している

シナリオ 9.1
全身にかゆみがあり，掻きむしってしまったお客さんの巻

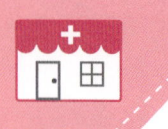

レベル ★★★

Step 1　お客さんの症状を聴き出そう

客：かゆみ止めの薬をいただけますか？
新米：お使いになるのはお客様ご自身ですか？
客：主人です．
新米：特にかゆみの強い場所はどこですか？
客：腕とか背中や足とか体中で，すごくかゆいようです．
新米：かゆみがいつ頃から出始めましたか？
客：以前からです．毎年，特に冬はかゆいようです．寝ている間に無意識に掻きむしっていることがあります．
新米：それは心配ですね．肌はどんな状態になっていますか？
客：掻くので，かさかさと粉をふいたようになっています．
新米：わかりました．お薬について何かご希望はありますか？
客：「顔にも使える薬がいい」といってました．

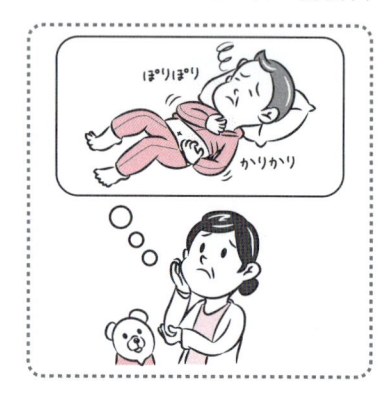

Step 2　聴き取りポイント

● 相談の対象者	来局者の夫（50歳代，男性）
● かゆみの部位	全身
● 症状の経過	冬季
● 炎症の程度	かゆみ（夜，かゆみが強い）
● 購入に際しての希望	顔にも使用したい

OTC医薬品では，使用者以外のお客さんが相談にくることがよくあります．特に中高年のお客さんの場合，代理者のケースが多くありますので，「誰が」を確認します．家族からの聴き取りでは，購入者の主観が入りますから，事実だけを明確にします．「つらそうですね」「大変ですね」など，家族の不安や心配を共有することで，より多くの周辺情報を聴き取ることが可能になります．薬剤決定のために，症状・使用部位などの情報とともに，お客さんの希望を聴くことも大切です．

Step 3 ベテランのアドバイスを聞いてみよう

蔵前：このお客さんには，どんな商品をお勧めしますか？
新米：フェルゼアDX20ローションをお勧めします．
蔵前：それはなぜですか？
新米：はい，冬季のかゆみなので乾燥肌によるかゆみだと思います．フェルゼアDX20ローションは，尿素をはじめいくつかの保湿成分が入っています．ローションタイプなら全身に使用できます．
蔵前：そうですね．かゆみはどんな感じですか？
新米：結構強くて掻きむしったりするようです．あっ，そうか，尿素は「刺激」があるから傷があったら使いませんよね．
蔵前：尿素は刺激がありますし，角質を柔軟にしてはがす作用があるから，顔や皮膚の薄い部位よりも，ひざやかかとに使いたいですね．
新米：わかりました．では尿素の入っていないムヒソフトGX乳状液をお勧めします．これは顔にも使えますか？
蔵前：これなら基剤に保湿成分が含まれていますし，顔にも使用できます．

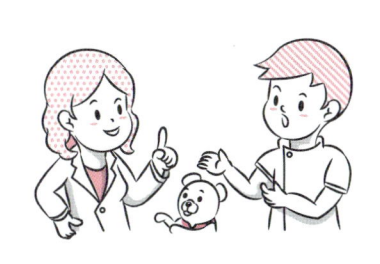

II部　こんなお客さんが来局したら，どんなOTC医薬品を勧めますか？

Step 4　OTC医薬品選択のポイント

乾燥肌によるかゆみに適した成分		抗炎症成分			抗ヒスタミン成分
		ステロイド	その他		
全身に使用する際に適した剤形	主な商品名	ヒドロコルチゾン酪酸エステル	グリチルレチン酸	ジフェンヒドラミン塩酸塩	クロルフェニラミンマレイン酸塩
ローション	ムヒソフトGX乳状液		●	●	
	セロナQTローション	●			●
	フェルゼアDX20ローション		●	●	
使用してはいけない場合	ひっ掻き傷がある				

乾燥肌によるかゆみに適した成分		鎮痒成分	皮膚保護成分		
		局所麻酔成分	ビタミン成分		保湿成分
全身に使用する際に適した剤形	主な商品名	リドカイン	トコフェロール酢酸エステル	パンテノール（プロビタミンB5）	尿素
ローション	ムヒソフトGX乳状液		●	●	
	セロナQTローション				
	フェルゼアDX20ローション	●	●		●
使用してはいけない場合	ひっ掻き傷がある				×

→ OTC在庫リストからこのお客さんにお勧めの薬を選ぶとすると…

　　　　　　　　　　　　　　　　ムヒソフトGX乳状液

Step 5 お客さんに説明しよう

新米：全身にお使いになるならローションタイプがよいと思います．お客様のお話の内容から，かゆみの原因は乾燥肌だと思われます．全身のかゆみを抑えるには，こちらのムヒソフトGX乳状液がお勧めです．

客：ほかの薬と，どう違うの？

新米：乾燥肌の保湿には尿素が効果的ですが，少し刺激感がありますので，ご主人のようにひっ掻き傷がある場合や顔には使えません．ムヒソフトGX乳状液には尿素は含まれておりませんし，かゆみを鎮める成分と乾燥した皮膚を保護する成分が入っています．

客：いつ使えばいいの？

新米：1日に何回でも使えます．手のひらにこのお薬をとって全身に伸ばしてお使いください．下着や寝具は，綿製品を着用すると乾燥肌の予防にもなります．

客：ありがとう．では，これを使ってみます．

Step 6 説明のポイント

皮膚用薬は配合成分内容が複雑で，お客さん自身が正しく選ぶのは大変難しく，TVコマーシャルの影響も受けて自己判断しがちという特徴があります．お客さんの状態をよく聴取して，症状や要望にあうものを絞ってお勧めします．その際，薬剤師がその薬剤を選ぶ理由・使い方を丁寧に説明します．生活上の注意や予防アドバイスも加えます．

シナリオ 9.2
湿疹によるかゆみを訴える高齢のお客さんの巻

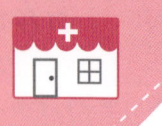

レベル ★★★

Step 1 お客さんの症状を聴き出そう

客：湿疹に効く薬はありますか？

新米：症状が出ているのはどの辺でしょうか？ 赤くなったり腫れたりしていますか？

客：太ももとここ（体幹部）が赤くなっていて，かゆくて．腫れはないけど，掻き壊してしまいそうだから薬で早く治したい．

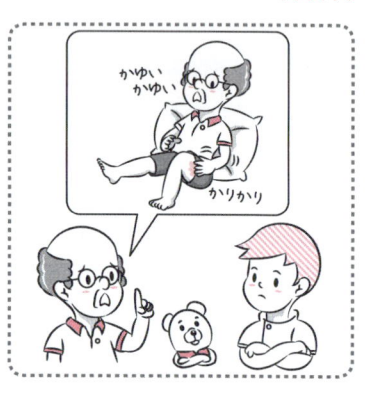

新米：なるほど．ずいぶんかゆそうですね．ずっと我慢していたのですか？

客：うん，最近だけどね．掻いたら広がってしまって．

新米：かゆみ止めが入っているものもありますよ．ところで，最近飲み始めたお薬はありますか？

客：前から飲んでいる血圧の薬だけだよ．

新米：原因は，体の内側からではなさそうですね．湿疹に効く塗り薬ですね．

Step 2 聴き取りポイント

● 相談の対象者	本人（70歳代，男性）
● 炎症の程度	赤みあり，かゆみ強い
● いつ頃からかゆみがあるか？	最近ずっと
● 症状のある部位	太もも，わき腹
● 痛み，掻破傷を伴うか？	痛みなし，掻き壊しなし
● 併用の薬	降圧薬（継続服用中）

　まず，原因を判別するために症状とその程度を聴き取って有効成分を決めましょう．次に，適用部位を必ず確認して剤形を決めましょう．ステロイドを使ってよいか決定するための確認項目も重要です．

　皮膚だから外用薬と決めつけず，内服や受診の勧奨が必要かもしれません．追加情報の聴き取りを身につけましょう．

　原因は内因性・感染性ではなく外的刺激によるもので，高齢であることと症状が水分の少ない部位ということから，湿疹によるかゆみが起きていると考えられます．

Step 3 ベテランのアドバイスを聞いてみよう

蔵前：このお客さんには，どの商品をお勧めしますか？
新米：かゆくて赤みもあるというので強めのステロイドをお勧めしようと思います．
蔵前：炎症があるといっても，まずステロイドを使っていいかどうかを考えてくださいね．症状を和らげるのにステロイドがいいけど，それだけで治せるのかしら？
新米：はい．傷もないし痛みもないということなので，感染ではないと思います．部位にあわせて強さを考えても，体幹部と大腿部なので弱いランクに落とさなくていいと思います．ただし，症状が改善したらステロイドをやめるように説明しないといけませんね．
蔵前：いいですね．お客さんはご高齢のようだったけど？

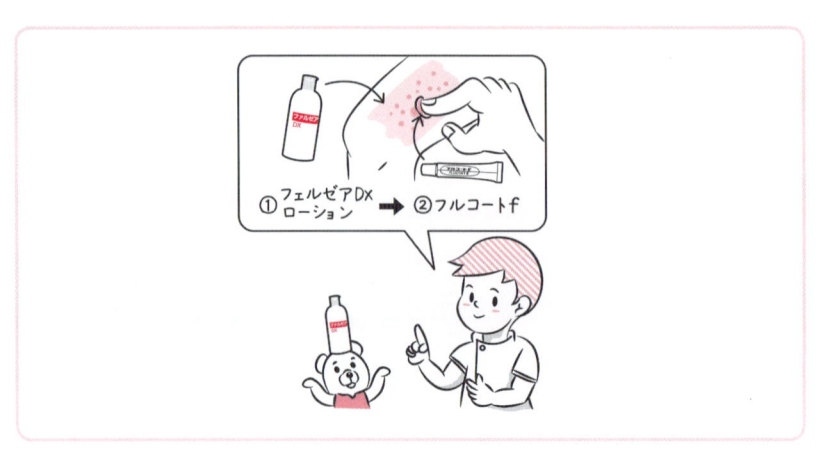

図1　重ね塗りの順序

新米：はい．年齢によって皮膚の状態を考えるといいんですよね．
蔵前：高齢になると若い人の皮膚と違い角質層が厚くなっているので，ステロイドもワンランク上の成分でいいでしょう．さらに相乗効果を考えて，角質層をやわらかくしながら保湿効果のある尿素配合剤も使用すると予後もいいでしょう．
新米：ではステロイドと，あわせて尿素が入ったものをお勧めします．まず最初はストロングクラスのフルコートfと尿素の入ったフェルゼアDX20ローションを使って，赤みがひいたらフェルゼアDX20ローションだけで保湿を続けることを説明します．重ね塗りについては，先に軽い作用のローションを塗り広げて，その上に赤みのあるところにフルコートfを塗るように説明します（図1）．

Step 4 OTC医薬品選択のポイント

湿疹によるかゆみに適した成分			ステロイド（抗炎症成分）		
^		^	ウィーク	マイルド	
^		^	デキサメタゾン酢酸エステル	プレドニゾロン吉草酸エステル酢酸エステル	ヒドロコルチゾン酪酸エステル
主な商品名		エマゼンクリーム	●		
^		リビメックスコーワ軟膏		●	
^		オイラックスA			●
^		セロナQTローション			●
^		フルコートf			
^		ベトネベートN軟膏AS			
^		フェルゼアDX20ローション			
使用してはいけない場合		傷口			
^		水ぼうそう，水虫，たむし	×	×	×
^		目の周り	×	×	×

湿疹によるかゆみに適した成分			ステロイド（抗炎症成分）		皮膚保護成分
^		^	ストロング		保湿成分
^		^	フルオシノロンアセトニド	ベタメタゾン吉草酸エステル	尿素
主な商品名		エマゼンクリーム			
^		リビメックスコーワ軟膏			
^		オイラックスA			
^		セロナQTローション			
^		フルコートf	●		
^		ベトネベートN軟膏AS		●	
^		フェルゼアDX20ローション			●
使用してはいけない場合		傷口			×
^		水ぼうそう，水虫，たむし	×	×	
^		目の周り	×	×	×

→ OTC在庫リストからこのお客さんにお勧めの薬を選ぶとすると・・・

フルコートf，フェルゼアDX20ローション

Step 5 お客さんに説明しよう

新米：お客様，皮膚が赤くなりかゆみもあるようですので，まずは保湿成分と，弱い炎症を和らげる成分の入っている**フェルゼアDX20ローション**と，ある程度の強さのあるお薬，**フルコートf**でこの炎症を治しましょう．傷や痛みはないようですので，問題なくお使いいただけると思います．

じきに赤みがひきますが，ずっと**フルコートf**を続けると感染しやすくなったり，皮膚が薄くなったりする副作用が出ますので，軽い作用のお薬のみに切り替えましょう．

客：なんか怖いね．はじめ軽いもので様子みようかな？

新米：はじめから弱いお薬だとかゆみ・赤みもとれず長引いてしまい，かえって悪化することもあります．強めのものでも短い期間なら問題なく，かゆみや赤みもきちんとひかせます．

重ねて塗る場合は効きめの軽い**フェルゼアDX20ローション**を全体的に塗り広げて，その上から赤みのあるところだけ**フルコートf**を薄く塗ってください（図1）．

かゆみがなくなっても保湿を続けることが，予防の中心になります．

客：ふ〜ん．切り替えたらいいんだね．

Step 6 説明のポイント

まず，炎症症状を和らげるために効果のある成分が入っている商品を使います．

いつまでも強い薬（ステロイド）を使わないように販売時に注意を伝えます．赤みがひいたら，薬も軽いものにかえましょう．薬の使用者が切り替えどきを自分で判断できるよう説明します．

見た目がきれいになり，かゆみがなくなっても，日常のケアに適している保湿剤を勧めて生活上の注意点を説明するとよいです．

シナリオ 9.3
頭皮の湿疹を訴えるお客さんの巻

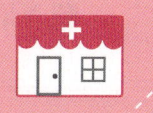

レベル ★★★

Step 1 お客さんの症状を聴き出そう

客：頭に湿疹が出てかゆいのですが，どの薬がいいですか？

新米：頭の湿疹ですね．かゆみのほかに，気になることはありますか？

客：毎日ちゃんと洗っているのにかゆいし，フケも出て困っています．

新米：いつ頃からかゆみが出ましたか？
客：覚えていないんですが，最近です．
新米：以前にも同じようなことはありましたか？
客：いいえ，初めてです．
新米：最近，シャンプーをかえたとか，何か思い当たることはありますか？
客：特にありません．
新米：湿疹は頭だけですか？
客：はい，頭と耳の後ろあたりがかゆいです．
新米：そうですか．差し支えなければ，湿疹のところを少しみせていただいてもよろしいですか？
（…頭の上部に，発疹の後，かさぶたになっているところがあるなぁ．化膿しているところはないね．後ろの生え際にも赤い湿疹部位があるぞ…）

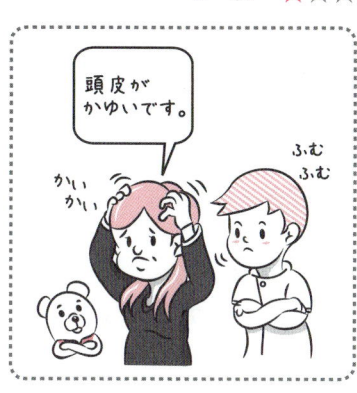

Step 2 聴き取りポイント

● 相談の対象者	本人（30歳代，女性）
● 炎症の程度	かゆみのみ．フケが出る．一部発疹あり．化膿部位はない
● 症状のある部位	頭皮，耳の後ろ

　かゆみの原因を判別するためには，聴き取りとともに患部の状態をみることも薬剤決定に有効です．OTC医薬品販売では，お客さんは患部の状態をみせてくれることがよくあります．お客さんの了承が得られたら，患部の状況を確認しましょう．

Step 3 ベテランのアドバイスを聞いてみよう

蔵前：このお客さんには，どう対応しますか？

新米：本当は，何で湿疹になったかわかればいいんですが，かぶれではなく原因もよくわかりませんでしたので，かゆみを抑えることを優先して考えます．

蔵前：細菌性の湿疹や脂漏性湿疹の可能性はないですか？

新米：はい．化膿しているところはありませんし，頭皮以外に症状はありません．

蔵前：患部の様子は確認しましたか？

新米：はい，みせていただきました．頭皮のみの湿疹で，一部発疹の跡がかさぶたになってフケも出ています．初めてなったといっていました．

蔵前：局所性の湿疹ですね．頭皮湿疹は繰り返すことが多いので，しっかり治したいですね．何をお勧めしますか？

新米：ステロイドの入った薬剤を選びます．頭皮に使うので，軟膏やクリームよりべたつかないローションタイプの**セロナQTローション**がいいと思います．

9. 皮膚のかゆみ／シナリオ 9.3

Step 4　OTC医薬品選択のポイント

湿疹に適した成分			抗炎症成分		
^		^	ステロイド含有	抗ヒスタミン薬	
頭皮に適した剤形		主な商品名	ヒドロコルチゾン酪酸エステル	ジフェンヒドラミン塩酸塩	クロルフェニラミンマレイン酸塩
ローション	○	セロナQTローション	●		●
^	^	フェルゼアDX20ローション		●	
^	^	ムヒソフトGX乳状液		●	
軟膏	△	ー			
クリーム	△	ー			
使ってはいけない場合		かさぶたがある			
使わなくてよい場合		細菌感染ではない			

湿疹に適した成分			鎮痒成分	
^		^	抗菌薬	保湿成分
頭皮に適した剤形		主な商品名	フラジオマイシン硫酸塩	尿　素
ローション	○	セロナQTローション		
^	^	フェルゼアDX20ローション		●
^	^	ムヒソフトGX乳状液		
軟膏	△	ー		
クリーム	△	ー		
使ってはいけない場合		かさぶたがある		×
使わなくてよい場合		細菌感染ではない	×	

→ OTC在庫リストからこのお客さんにお勧めの薬を選ぶとすると・・・

　　　　　　　　　　　　　　　　セロナQTローション

II部　こんなお客さんが来局したら，どんなOTC医薬品を勧めますか？

Step 5　お客さんに説明しよう

新米：お客様の症状には，こちらの**セロナQTローション**をお勧めします．これは，かゆみや炎症を抑える成分が入っていて，液体ですからさらっとしています．

客：どう使うの？

新米：かゆい部分に直接容器の口を軽く押しつけるとお薬が出てきます．1日に数回，ご使用いただけます．

客：すぐ治るかしら？

新米：かゆみは数日でおさまってくると思います．かゆみのあるうちはこまめに使い，よくなったら使用を中止してください．5〜6日経ってもよくならなかったり，治っても繰り返しかゆくなるようでしたらご相談にいらしてください．様子をみて専門の医師をご紹介します．

客：シャンプーや毛染めはしていいのかしら？

新米：シャンプーはいつもどおりしてください．頭皮をいつも清潔な状態に保つようにしましょう．ただし，乾燥もかゆみの原因になりますので，シャンプーのし過ぎは控えます．毛染めは，治るまで控えたほうがいいです．

客：わかりました．ありがとう．

新米：気になることがありましたら，いつでもご相談ください．

Step 6　説明のポイント

　頭皮の湿疹は，頭皮環境を清潔に保てていないために起こります．原因としては，洗髪時の洗い残しがだんだんと毛穴に溜まって炎症を起こして湿疹ができることもありますが，食生活や睡眠不足，ストレスも湿疹ができる原因となります．細菌性の有無・全身性の有無を確認し，問題がなければ症状を抑える薬剤を選択します．

　かゆみの症状は悪化しやすいので，かゆみ止め成分の入った薬剤と抗炎症作用の強いステロイド含有製剤でしっかり治します．使用部位による剤形の選択も大切で，頭皮に使用する場合は，軟膏やクリームよりも浸透性が高くさらっとして使用感のよいローション剤を使います．

chapter 10 水虫

　白癬菌が原因で起こる皮膚感染症を「白癬」といいます．感染部分によって，足・手白癬を「水虫」とよび，体部白癬を「ぜにたむし」，股部白癬を「いんきんたむし」とよんでいます．

　また，水虫はさらに臨床的には趾間型（図1），小水疱型（図2），角質増殖型（図3）の3つの病態に分類されます．

　現在のところ，水虫治療薬は，真菌細胞（水虫の細胞）の構成成分であるエルゴステロール生成を阻害する主成分の差はあまりなく（トルナフタートを除く），各種剤形の違いや配合成分の違いで使い分けられています．

　趾間型は最も多く，薬指と小指の間に好発します．乾燥趾間型は趾間に鱗屑を生じるタイプで，クリーム剤・液剤・ゲル剤が適しています．湿潤趾間型は趾間が白くふやけ湿潤し，ただれや亀裂を伴う場合が多くみられるタイプで軟膏剤・ゲル剤・パウダー剤が適しています．

　小水疱型は，土踏まずや足の縁などに小さな水疱や鱗屑を生じ，膿疱やただれを起こすこともあり，かゆみを伴います．軟膏剤・クリーム剤・パウダー剤が適しています．

　角質増殖型は，水虫が慢性化し足の裏の皮膚が硬くなり，乾燥して白くひび割れになります．この場合は，皮膚が肥厚し薬剤が浸透しにくいため，尿素配合剤などを使用するか受診を勧めます．また，足の爪に白癬が感染したり，水虫などを掻くことにより手の爪に白癬が感染する爪水虫（爪白癬，図4）は，薬剤が浸透しにくく難治性であるため受診勧奨をします．

Ⅱ部　こんなお客さんが来局したら，どんなOTC医薬品を勧めますか？

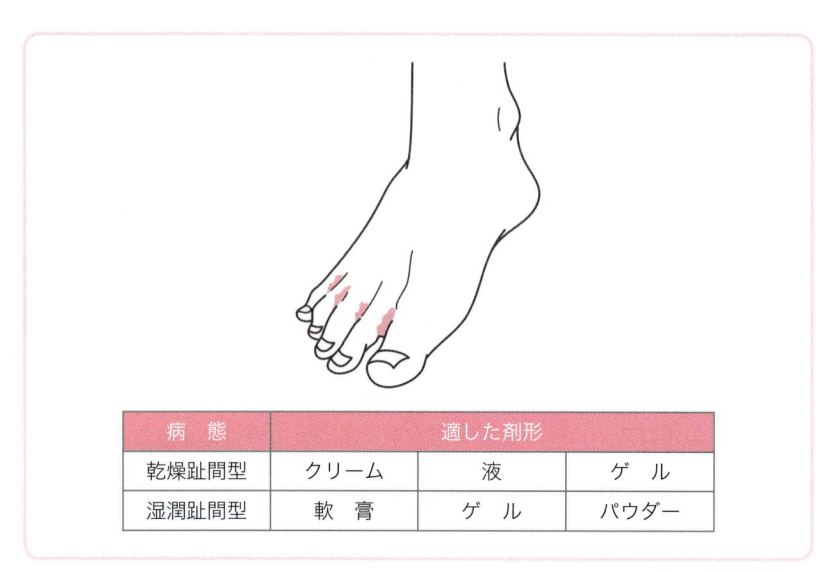

病　態	適した剤形		
乾燥趾間型	クリーム	液	ゲル
湿潤趾間型	軟　膏	ゲル	パウダー

図1　趾間型

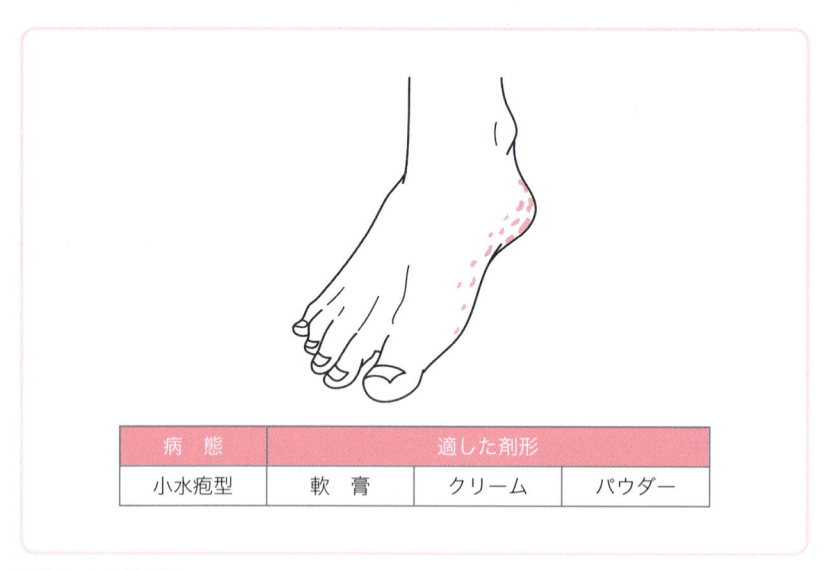

病　態	適した剤形		
小水疱型	軟　膏	クリーム	パウダー

図2　小水疱型

10. 水　虫

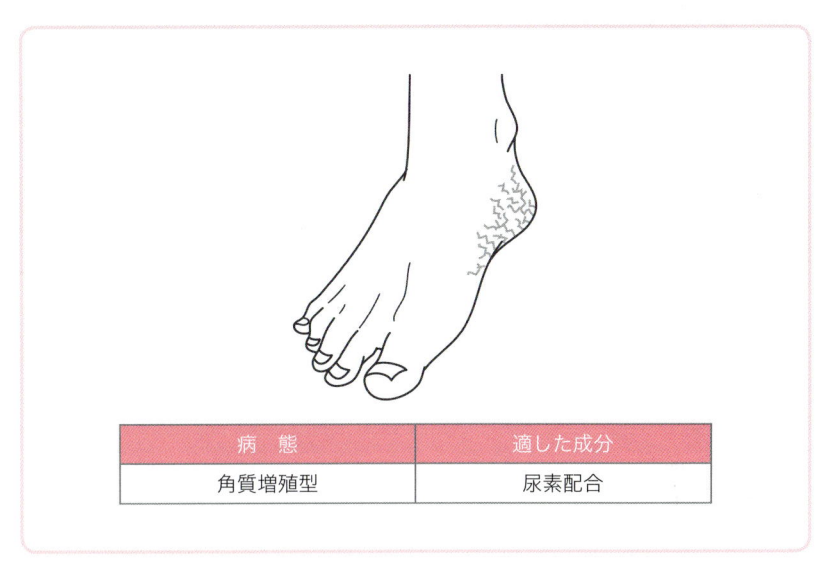

病　態	適した成分
角質増殖型	尿素配合

図3　角質増殖型

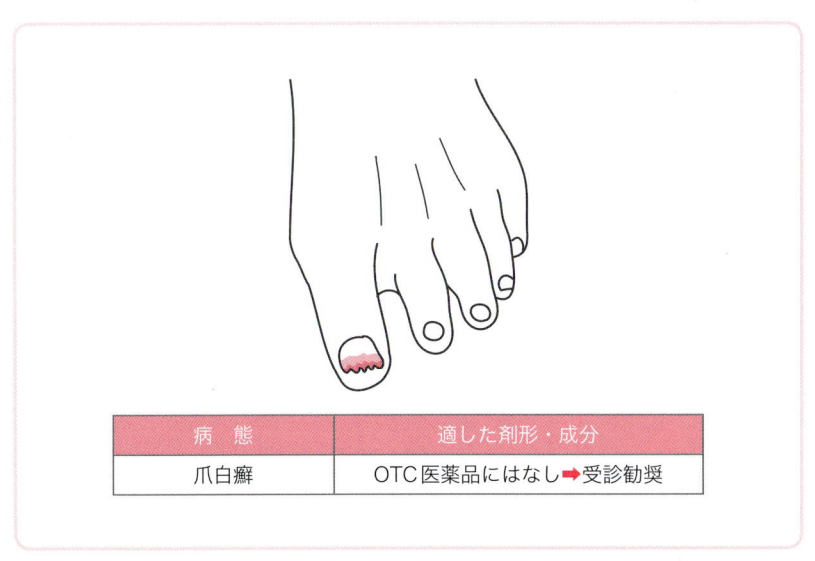

病　態	適した剤形・成分
爪白癬	OTC医薬品にはなし➡受診勧奨

図4　爪白癬

II部 こんなお客さんが来局したら，どんなOTC医薬品を勧めますか？

▶ ひとめでわかる　OTC医薬品選択のポイント

● 主な症状

	鱗屑	湿潤・ただれ・亀裂	
乾燥趾間型	○	×	
湿潤趾間型	×	○	
小水疱型（破裂していない）	○	×	
小水疱型（破裂している）	×	○	
角質増殖型	×	×	

● 症状で分類

		抗白癬菌成分	鎮痒成分	
効果のある成分	鱗屑	○		
	湿潤・ただれ・亀裂	○		
	かゆみ	○	○	
	水疱・膿疱	○		
	ひび割れ	○		
選んではいけない成分	鱗屑			
	湿潤・ただれ・亀裂			
	かゆみ			
	水疱・膿疱			
	ひび割れ			

10. 水 虫

	かゆみ	水疱・膿疱	ひび割れ
	○	×	×
	○	×	×
	○	○	×
	○	○	×
	×	×	○

	抗ヒスタミン成分	局所麻酔成分	局所刺激成分	角質軟化成分	殺菌成分	抗炎症成分
				○		
		○	○		○	○
	○	○	○			
					○	○
				○		
				×		

▶ ひとめでわかる　OTC医薬品選択のポイント（つづき）

● 剤形で分類

		軟　膏	
適した剤形	乾燥趾間型	○	
	湿潤趾間型	○	
	小水疱型（破裂していない）	○	
	小水疱型（破裂している）	○	
	角質増殖型	○	
選んではいけない剤形	びらん		
	湿　潤		

● 病態で分類

		抗白癬菌成分	鎮痒成分	
効果のある成分	乾燥趾間型	○	○	
	湿潤趾間型	○	○	
	小水疱型（破裂していない）	○	○	
	小水疱型（破裂している）	○	○	
	角質増殖型	○		

10. 水虫

	クリーム	ゲル	液	パウダー	スプレー
	○	○	○		○
	○			○	
	○		○		○
	○			○	
	○	○			
	×	×			
		×	×		×

	抗ヒスタミン成分	局所麻酔成分	局所刺激成分	角質軟化成分	殺菌・消毒成分	抗炎症成分
	○	○	○			○
	○	○	○		○	○
	○	○	○			○
	○	○	○		○	○
				○		○

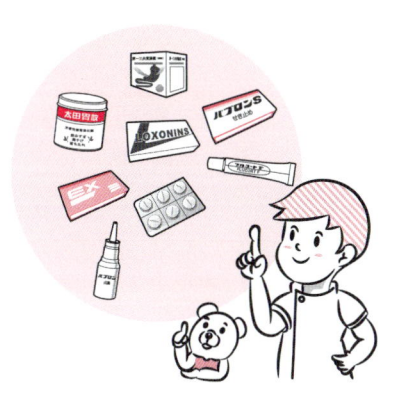

II部　こんなお客さんが来局したら，どんなOTC医薬品を勧めますか？

シナリオ 10.1
「足の指の間がジュクジュクしてとてもかゆい」というお客さんの巻

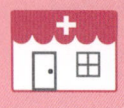

レベル ★★★

Step 1　お客さんの症状を聴き出そう

客：足の指の間がジュクジュクしてとてもかゆいんだ．

新米：かゆい場所は，足のどのへんですか？

客：右足の薬指のところ．赤くなってるし，もうかゆくてかゆくてしょうがないんだよ．

新米：病院にかかったことはありますか？

客：ないけど，いつもこの時期になるとかゆくなるんだ．

新米：今までに，何か塗り薬でかぶれはありましたか？

客：そんなことは一度もないよ．

新米：わかりました．そのほかに心配なことはございませんか？

客：とにかく早くかゆいのを治したいんだ．気になって仕事も集中できないよ．

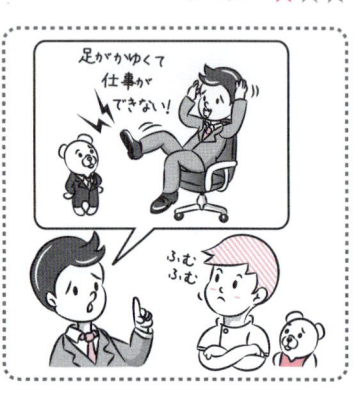

Step 2 聴き取りポイント

● 相談の対象者	本人（30歳代，男性，会社員）
● 症　状	かゆい
● 症状のある部位	足指の間
● 症状の状態	ジュクジュク
● 症状の強さ	強い
● 副作用歴	なし
● その他	2～3日前から，かゆみがひどくなった

　症状のある部位，症状，いつから症状が出ているか，などはしっかり聴き取りましょう．水虫薬は，かゆみが治まってもすぐに治っているわけではないため，最低1～2ヵ月は使用する必要があります．仕事をされている方でも定期的に使えるような使用回数をお勧めすることも大切です．

Step 3 ベテランのアドバイスを聞いてみよう

蔵前：このお客さんにどんな商品をお勧めしますか？
新米：右足の薬指のところがかゆいようなので，水虫の薬を勧めようと思います．
蔵前：なるほど，足の中指と薬指の間に限局しているんですね．水虫の可能性はありますね．どのタイプの水虫だと思いますか？
新米：ジュクジュクしているので，湿潤趾間型でしょうか？
蔵前：そうですね．では，どのような商品を選びますか？
新米：ブテナロックVエアー爽快パウダーはどうでしょう？
蔵前：なるほど．パウダータイプなのでサラサラ感があり，ピンポイントで噴射できるので清潔に使えそうですね．
新米：かゆみがひどい状態なので，鎮痒作用のあるものを勧める必要があります．
　　　それから，炎症もあるようなので抗炎症薬も入っているものがいいのではないかと思い選びました．

蔵前：いいですね．
　　　商品名にエアーとパウダーが混在しているので，商品の説明をしっかりしましょう．また，使う回数についても説明しましょう．

Step 4 OTC医薬品選択のポイント

湿潤趾間型に適した成分			抗白癬菌成分		角質軟化成分
			イミダゾール系	ベンジルアミン系	
湿潤趾間型に適した剤形		主な商品名	ミコナゾール硝酸塩	ブテナフィン塩酸塩	尿素
クリーム	○	ダマリンL	●		●
パウダー	○	ブテナロックＶエアー爽快パウダー		●	
軟膏	○	―			
液	×	―			
スプレー	×	―			
湿潤趾間型に使わなくてよい成分					×

→ OTC在庫リストからこのお客さんにお勧めの薬を選ぶとすると・・・

　　　　　　　　　　ブテナロックＶエアー爽快パウダー

Step 5 お客さんに説明しよう

新米：ジュクジュクしているところに使うお薬ですと，かゆみを抑えスッキリするような成分が含まれているブテナロックＶエアー爽快パウダーをお勧めします．

　客：ほかのスプレーとどう違うの？

新米：このお薬はスプレー式ですが，液ではなく細かいパウダーが噴霧されるので，ジュクジュクしているところにお薬が入ってサラサラした感じを長く保てるようになっています．

　客：でも，めんどうくさいのは嫌いだな．仕事も忙しいし・・・．

新米：このお薬は，1日1回使うだけで効果を十分に発揮できます．足を清潔にしてから使ってください．特にお風呂上がりに使っていただくと皮膚がやわらかくお薬が効きやすいのでお勧めします．

客：うん．じゃ，これもらおう．

新米：ありがとうございます．もし使ってみてもよくならないようならば，また相談にいらしてください．
それから，すぐにやめてしまうとまたぶり返してしまうので，最低1～2ヵ月は使ってくださいね．

客：わかったよ．ありがとう．

Step 6 説明のポイント

　水虫の薬は，使い方を上手に説明しましょう．剤形の違いなども説明するとわかりやすいでしょう．

　また，症状が治まってからも使用する期間の目安を，簡単な言葉で説明することが大切です．

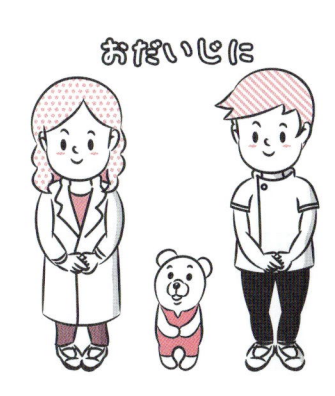

II部　こんなお客さんが来局したら，どんなOTC医薬品を勧めますか？

シナリオ 10.2
「水虫が治らず，かかとの皮が硬く，皮が落ちる」というお客さんの巻

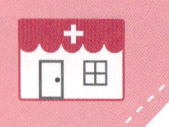

レベル ★★★

Step 1　お客さんの症状を聴き出そう

客：なんだか，かかとのところがザラザラしてかさついているんです．軽石を使ってもよくならないし，角質をとるクリームやステロイドといわれる軟膏も試してみたんだけどよくならなくって．何か，いい薬ありませんか？

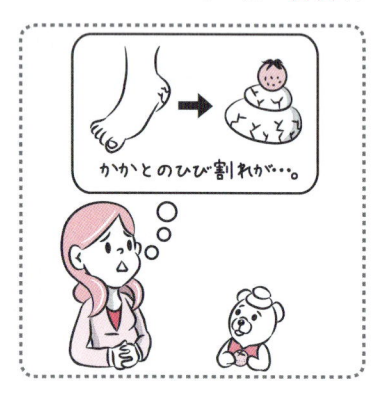

新米：かゆみなど，気になる症状はありますか？

客：かゆみはないから，乾燥しているせいだと思うんですけどね．だんだん粉をふいたように白くなってきているし，皮がぽろぽろ落ちるのよ．靴下を脱ぐとき気になっちゃって・・・．

新米：病院にかかってみたことはありますか？

客：ありません．だって，ぜんぜん痛みもかゆみもないんですよ．乾燥しているだけだから，何か薬を塗れば治るんじゃないかしら．

新米：いつ頃からですか？

客：実は，もう1年くらい経つんです．だんだん足の裏のほうまで白くなってきているので，気になっているんです．

新米：ほかに，何か足のトラブルにかかったことはありますか？　たとえば水虫とか・・・．

客：夏にはそういうこともあったけど，でも薬を塗ったら治りました．

新米：よくわかりました．では，何かほかに心配なことはございませんか？

客：だんだんかかとのところが鏡餅みたいに硬くなってきちゃったらど

うしようと心配です．サンダルを履く頃までには治したいわね．
新米：では，今までにお薬でぶつぶつができたり腫れたりなどありましたか？
客：ありません．
新米：そうですか．効果のあるお薬をおもちしますので，お待ちください．

Step 2 聴き取りポイント

● 相談の対象者	本人（20歳代，女性）
● 症状のある部位	かかと，足の裏
● 症状の状態	ザラザラ
● 症状の性質	かゆみなし
● 副作用歴	なし
● その他	1年前より発症（以前，水虫にかかった）

　症状のある部位・状態・性質・経過・強さを聴く必要があります．
　また，かさつき感といっても乾燥する時期的な症状なのかによっても疾患が異なる場合もあるため，いつ頃から症状が続いているかがポイントになります．また，ほかに足についてのトラブルがあったかどうかも聴き取りましょう．

Step 3 ベテランのアドバイスを聞いてみよう

蔵前：このお客さんには，どんな商品をお勧めしますか？
新米：かかとと足の裏のザラザラなので，水虫の薬でいいのか迷いますね．病院にも行っていないし・・・．
　　　ただ，以前水虫にかかったことがあり，いろいろ使ってみても1年も治らないところをみると水虫の可能性は高いと思います．
蔵前：そうですね．一度病院に行く必要はあるかもしれません．水虫だとすると，どのタイプの水虫だと思いますか？
新米：かかとの部分と足の裏の部分が白くなっているとのことなので，角化型の水虫ではないかと思います．

蔵前：なるほど．では，どの商品が適切だと思いますか？
新米：剤形で選ぶとすると，クリームやジェルタイプがいいと思います．成分としては，皮膚が硬くなっているので尿素が入っている商品を選びます．ダマリンLはどうでしょう？
蔵前：いいですね．薬の塗り方をきちんと説明しましょう．また，よくならなかったら必ず受診するよう話すことも忘れずにしてください．

Step 4　OTC医薬品選択のポイント

角質増殖型に適した成分			抗白癬菌成分		角質軟化成分
			イミダゾール系	アリルアミン系	尿素
角質増殖型に適した剤形		主な商品名	ミコナゾール硝酸塩	テルビナフィン塩酸塩	
クリーム	○	ダマリンL	●		●
ゲル	○	ラミシールキュアジェル		●	
軟膏	○	―			
液		―			
パウダー		―			
スプレー		―			

→ OTC在庫リストからこのお客さんにお勧めの薬を選ぶとすると…

　　　　　　　　　　　　　　　　　ダマリンL

Step 5　お客さんに説明しよう

新米：1年くらい続いているかかとのザラザラということですが，もしかすると水虫の可能性があります．
客：え～，そんなことってあるんですか？　だって，かゆくないんですよ？　初めて聞いたわ！
新米：そうなんです．一見，乾燥によって起こっているようにみえる足のザラザラですが，実は水虫によって生じていることもあります．い

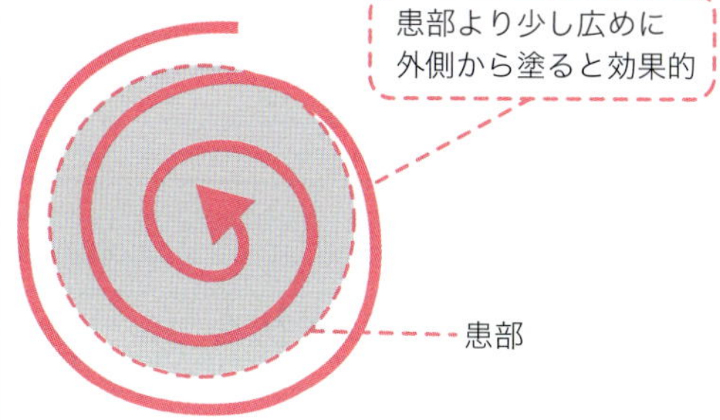

図5 水虫治療薬の塗り方

（吹き出し）患部より少し広めに外側から塗ると効果的
患部

　　　ろいろなお薬をお試しになったようですが，今回は**ダマリンL**というお薬をお勧めします．
客：ザラザラも治るの？
新米：尿素という成分が含まれているため，皮膚のかさかさを取り除いてお薬が皮膚のなかに入りやすくなります．1日1回でいいお薬です．かかとだけでなく，足の裏もちょっと広めに塗りましょう．
　　　外側から内側へ塗るほうが，水虫が広がらないので効果的ですよ（図5）．
客：ちょっと試してみるわ．
新米：それから，硬くなりすぎているとお薬が皮膚のなかに届きにくくなってしまう場合もありますので，よくならないようならば今度は必ず病院に行ってください．
　　　それから，軽石は皮膚が傷ついてしまい悪化することもありますので，やめましょう．また，はがれ落ちた皮膚でうつることもありますので，足ふきマットなどはご家族とは別に使いましょう．
客：いろいろアドバイス，ありがとう．

Step 6　説明のポイント

　病状を上手に説明しましょう．水虫といわれただけで気にしてしまうお客さんもいます．また，症状が治らない場合の受診を必ず勧めましょう．
　薬の塗り方はもちろん，生活での改善点なども教えてあげるとよいでしょう．

II部　こんなお客さんが来局したら，どんなOTC医薬品を勧めますか？

シナリオ 10.3
「足の爪が変形して，爪の色も濁ってきたような気がする」というお客さんの巻

レベル ★★★

Step 1　お客さんの症状を聴き出そう

客：爪に色がついているんですけど，何かいい薬はないですか？

新米：もう少し詳しく教えてください．

客：痛くもかゆくもないんですが，爪のところがはじめ白く濁っていて，最近色がだんだん濃くなって黄色っぽい色になっているんです．
マニキュアを塗って隠していたのですが・・・．

新米：爪の形はどうですか？

客：爪も，なんだかもろくなってザラザラしているんです．恥ずかしいから病院にも行かずそのままにしていたんですが，なんだか形もかわってきたような気がして，気になってるんです．

新米：なるほど，わかりました．では，病院にも行かれていないのですね．以前に，水虫になったことはありますか？

客：あります．でも，それは薬を塗ったら治りました．

新米：わかりました．お薬でぶつぶつができたり腫れたりしたことはありますか？

客：いいえ，ありません．

新米：そうですか．それではお薬をおもちしますね．

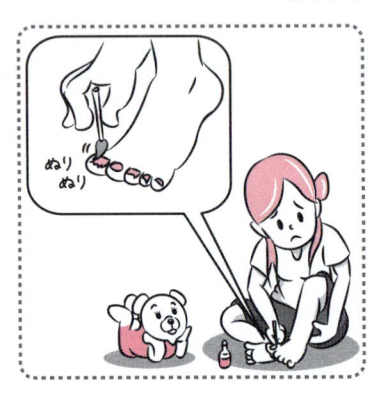

Step 2 聴き取りポイント

● 相談者の対象者	本人（30歳代，女性）
● 症状のある部位	爪
● 色	白濁～黄色
● 形	変形してザラザラ
● 状　態	もろい
● 副作用歴	なし
● その他	以前，水虫を治療した

　症状のある部位・状態・性質を聴く必要があります．
　また，爪内部には薬剤が浸透しにくいため外用剤の適応はなく，治療には内服が必要になります．
　十分聴き取りをして，医療機関への受診を勧めましょう．

Step 3 ベテランのアドバイスを聞いてみよう

蔵前：このお客さんには，どう説明しますか？
新米：えーっと，まず剤形は・・・
蔵前：ちょっと待って！　このお客さんは，どの疾患が考えられますか？
新米：爪が変色していることや変形していることから，爪白癬が考えられます．
蔵前：なるほど．では，どんな対応をしたらいいですか？
新米：あ，そうだった！　爪白癬は塗り薬では効果が浸透しにくいため，内服が必要でしたね．受診を勧めなければいけませんね．
蔵前：気がつきましたか．そうですね．
　　　女性の方は特に，診察してもらうことさえ恥ずかしく思いがちで，受診せず治療の開始を遅らせることもあります．
　　　爪白癬はめずらしい病気でないこと，きちんと治療すればよくなることなど，前向きに考えられるようにサポートしていくことも大切です．

II部 こんなお客さんが来局したら，どんなOTC医薬品を勧めますか？

Step 4 OTC医薬品選択のポイント

分類		イミダゾール系			
一般名		ラノコナゾール		ミコナゾール硝酸塩	
商品名		OTC	医療用	OTC	医療用
		ウインダム液	アスタット	ダマリンL	フロリードD
含有量 (/g)		10 mg	10 mg	10 mg	10 mg
適応症	みずむし	●		●	
	いんきんたむし	●		●	
	ぜにたむし	●		●	
	白癬		●		●
	癜風		●		●
	皮膚カンジダ		●		●
	カンジダ症		●		●
	その他				爪囲炎，外陰カンジダ症
剤形	外用液	●	●		
	クリーム		●	●	●
	スプレー				
	軟膏		●		
	ジェル				
	パウダー				
	内服薬				

分類		モルホルン系		アリルアミン系	
一般名		アモロルフィン塩酸塩		テルビナフィン塩酸塩	
商品名		OTC	医療用	OTC	OTC
		ダマリンエース液	ペキロン	メンソレータムエクシブスプレーe	ラミシールキュアジェル
含有量 (/g)		5.575 mg	5 mg	10 mg	10 mg
適応症	みずむし	●		●	●
	いんきんたむし	●		●	●
	ぜにたむし	●		●	●
	白癬		●		
	癜風		●		
	皮膚カンジダ		●		
	カンジダ症				
	その他				
剤形	外用液	●			
	クリーム		●		
	スプレー			●	
	軟膏				
	ジェル				●
	パウダー				
	内服薬				

204

10. 水虫／シナリオ 10.3

	チオパルパメート系		ベンジルアミン系		
	トルナフタート		ブテナフィン塩酸塩		
	OTC	医療用	OTC	OTC	医療用
	コザックコートW	ハイアラージン	スコルバEX	ブテナロックVエアー爽快パウダー	メンタックス
	20 mg	20 mg	2 mg	10 mg	10 mg
	●		●	●	
	●		●	●	
	●		●	●	
		●			●
		●			●
	●	●			●
					●
		●	●		●
				●	

			トリアゾール系
			イトラコナゾール
	医療用	医療用	医療用
	ラミシール	ラミシール錠	イトリゾールカプセル
	10 mg	125 mg/錠	50 mg/カプセル
	●	●	
	●	●	
	●	●	
		爪白癬	爪白癬
	●		
	●		
	●		
		錠	カプセル

205

Step 5 お客さんに説明しよう

新米：爪のところの症状，ということですね．ずいぶん我慢されていたのですね．

客：そうなんです．不安だったのですが，足を不潔にしていると思われるのも恥ずかしかったので，病院には行く気がしません．
でも不安なので，勇気を出して，やっと薬局で聞いてみようと思いました．

新米：そうですか．それはよかったです．お客様の症状を伺いまして，おそらく爪白癬ではないかと思います．爪白癬はOTC医薬品では対応できないので，病院を受診することをお勧めします．実は，この爪白癬はそんなにめずらしい病気ではないんですよ．
最近は夏でもブーツを履く方が増えていて，水虫から爪白癬になる方が増えています．

客：めずらしい病気ではないのですね．よかった！

新米：病院を受診して飲み薬をしっかり飲めば，きっとよくなります．専門家への紹介状をお書きしましょうか？

客：ぜひお願いします．ありがとうございます．じゃ，さっそく受診してきます．

新米：また結果を知らせてくださいね．

客：わかりました．

Step 6 説明のポイント

　爪白癬が疑われた場合は，病院で診察を受けてもらう必要があります．
　疾患について，めずらしい病気でないことや，きちんと受診して治療をすることが重要であることを説明します．
　不安な気持ちを受け止め，しっかり治療が始められるよう前向きな気持ちをもたせるようにコミュニケーションをとることが大切です．

シナリオ 10.4
「最近，足の薬指と小指の間が赤くなってかゆい」というお客さんの巻

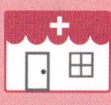

レベル ★★★

Step 1 お客さんの症状を聴き出そう

客：指の間がかゆいので，水虫の薬をください．

新米：もう少し，どのような具合か教えてください．

客：お風呂で足を洗っていると，両足の薬指と小指の間の皮がポロポロになって，タオルでこするとはがれてしまうのです．前にもなったことがあるので，絶対水虫です．スポーツクラブもかえたんですけどねぇ．ほんとに嫌になります．

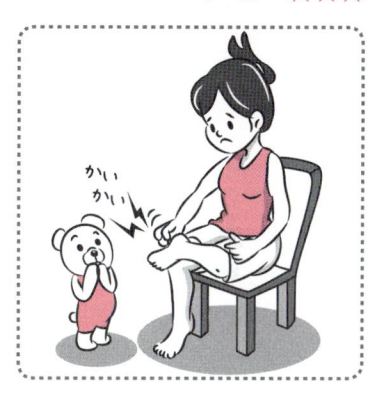

新米：かゆみはありますか？

客：かなりかゆいです．それより，スポーツクラブでうつるって聞いたけど，こんなにしょっちゅうかかるものなんですか？スポーツジムに行くの，憂うつになっちゃう～．

新米：以前はどれくらい前に，症状が出たのですか？

客：3ヵ月くらい前かな・・・薬局の人に，1ヵ月は必ず塗ってくださいっていわれて，1ヵ月は使ったんですよ．
それなのに，またですよ．仕事中もずっと，むずむずして気になって我慢するのたいへんなんです．恥ずかしいし・・・．

新米：それは困りましたね．では，今までお薬でぶつぶつができたり腫れたりしたことはないですか？

客：ありません．

新米：わかりました．お薬をおもちしますのでお待ちください．

Step 2 聴き取りポイント

● 相談の対象者	本人（30歳代，女性，会社員）
● 症状のある部位	足の薬指と小指の間
● 症　状	強いかゆみあり
● 状　態	皮がポロポロはがれる
● 副作用歴	なし
● その他	3ヵ月前にも発症し，1ヵ月程度薬を塗っていた

症状のある部位・状態・性質・経過・強さを聴く必要があります．
　また，何度も頻繁に繰り返しているようなので，適切に使っているか，塗り方なども確認するとよいでしょう．

Step 3 ベテランのアドバイスを聞いてみよう

蔵前：このお客さんにはどんな商品をお勧めしますか？
新米：水虫の再発のようです．足の薬指と小指の間に限局していて，皮がポロポロはがれるようなので，乾燥趾間型の水虫だと思います．
蔵前：ずいぶん，すばやく判断できるようになりましたね．では，どの商品を選びますか？
新米：そこが問題ですよ．強いかゆみがあるようなので，局所麻酔成分よりl-メントールのような局所刺激成分のほうがいいのではないかと思います．
　　　l-メントールには皮膚冷感刺激作用があって，スーッとした清涼感がむずがゆさを改善します．
蔵前：なるほど，詳しく説明できるようになりましたね．
新米：ラミシールキュアジェルを勧めようと思います．
蔵前：その商品を選んだ理由は何ですか？
新米：繰り返し水虫になっているようなので，患部にきちんとつけられる商品を選びました．それに，女性なので透明なジェルタイプで速乾性もあり使いやすいと思います．

蔵前：水虫の女性はブーツやヒールなどが原因で，年々増えています．そういう配慮は大切ですね．
　　　また，何度も繰り返す方は，適切に使っていない場合も多く，使い方もよく教えてあげる必要があります．

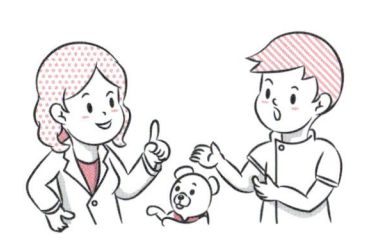

II部 こんなお客さんが来局したら，どんなOTC医薬品を勧めますか？

Step 4 OTC医薬品選択のポイント

乾燥趾間型に適した成分		抗白癬菌成分		
乾燥趾間型に適した剤形		主な商品名	チオカルバメート系	ベンジルアミン系	アリルアミン系
^		^	トルナフタート	ブテナフィン塩酸塩	テルビナフィン塩酸塩
クリーム	○	ダマリンL			
ゲル	○	ラミシールキュアジェル			●
液	○	ウインダム液			
^	^	コザックコートW	●		
^	^	ダマリンエース液			
スプレー	○	スコルバEX		●	
^	^	メンソレータムエクシブスプレーe			●
軟膏	○	―			
パウダー		―			
乾燥趾間型に使わなくてよい成分					

→ OTC在庫リストからこのお客さんにお勧めの薬を選ぶとすると･･･

10. 水虫／シナリオ 10.4

	モルホリン系	イミダゾール系		鎮痒作用			角質軟化成分
				局所麻酔成分	局所刺激成分		
	アモロルフィン塩酸塩	ラノコナゾール	ミコナゾール硝酸塩	リドカイン	ジブカイン塩酸塩	l-メントール	尿 素
			●	●			●
						●	
		●					
					●		
	●						
						●	
				●			
							×

> ラミシールキュアジェル
> スコルバEX

Step 5 お客さんに説明しよう

新米：むずむずした強いかゆみがあるようなので，かゆみ止めの成分とスーッとした清涼感のあるお薬を選んできました．
　　　この**ラミシールキュアジェル**は，ジェルタイプなので透明ですし，すぐに乾くので使いやすいです．

客：今度は再発しないかしら…．

新米：そうですね．使い方を間違えずに塗って治せば，よくなります．再発しないように予防も必要ですね．

客：どうすればいいの？

新米：まず，このお薬は1日1回です．お風呂上がりに清潔にしてから使いましょう．角質がやわらかくなり，薬剤の浸透がよくなります．指と指の間は広げて乾燥しましょう．塗り方ですが，薬指と小指だけでなく，ほかの指の間にもまんべんなく使いましょう．また，少し広めに外側から塗ったほうが効果的です（図5）．塗った後，指と指の間を広げられるように綿球をはさんだりして乾燥させることをお勧めしますよ．

客：へ〜，そうなんですね．前はその場所しか使ってなかった．だから再発しちゃったのかな．

新米：それと，足を洗ってよく乾かしてから靴下を着用するようにしてください．菌がついてから24時間以内に洗い流せば感染は防げます．毎日入浴し，隅々まで洗いましょう．足ふきマットやタオル，スリッパなどはこまめに洗濯するだけで感染は減ります．
　　　それから，靴は通気性のよいものを選びましょう．仕事でヒールなどを履く場合は，毎日同じ靴を履かないようにすること，長時間履かないようにすることなども気をつけると，予防できますよ．

客：いろいろ教えてくれて，ありがとうございます．頑張ります！

Step 6 説明のポイント

　商品の剤形の特徴や，成分の説明をわかりやすくしましょう．
　使い方についても，詳しく説明しましょう．
　再発しやすい疾患なので，日常生活でのアドバイスもできると信頼も高まり，治療に積極的になるので，日頃から予防についての知識も知っておく必要があります．

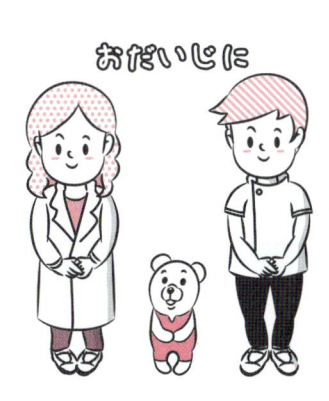

転んだって　ぺた　へっちゃら！

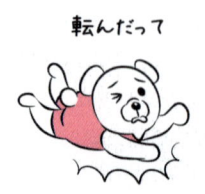

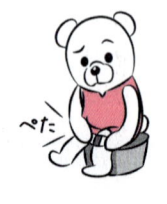

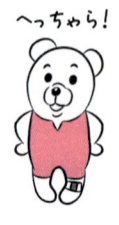

chapter 11 筋肉の痛み

　筋肉の痛みには，急激な運動による局所的な筋肉痛などの，原因が明確な場合と，明確でない多発性（全身性）の筋肉痛，筋力低下が認められるような場合があります．また，その痛みは急性の痛み（筋肉痛，腎臓結石，心臓発作など）または慢性（がんなど）の場合があります．さらに心理的障害（うつ病や不安症など）があると痛みが悪化することもあります（心因性疼痛）．

　原因が明確な急性な痛みとその回復期・慢性の痛みに対処する場合に使用される外用OTC医薬品は，各製薬企業から多くの剤形で販売されています．

　本章では，お客さんの症状・ニーズにあった商品を的確に選択するために，代表的な鎮痛・消炎薬の各成分の適応と注意していただきたい症状を整理しました．さらに医師への受診勧奨もとても大切ですので，お客さんも薬剤師も適切に判断して，さらに「お薬手帳」の利用や，お薬カードなどの作成も工夫してみてください．

II部　こんなお客さんが来局したら，どんなOTC医薬品を勧めますか？

▶ ひとめでわかる　OTC医薬品選択のポイント

<table>
<tr><th colspan="2" rowspan="4"></th><th colspan="6">消炎鎮痛成分</th><th rowspan="4"></th></tr>
<tr><th colspan="4">NSAIDs</th><th colspan="2">その他</th></tr>
<tr><th colspan="2">アニール酢酸系</th><th>プロピオン酸系</th><th colspan="2">サリチル酸系</th></tr>
<tr><th>インドメタシン</th><th>フェルビナク</th><th>ジクロフェナクナトリウム</th><th>ケトプロフェン</th><th>サリチル酸メチル</th><th>サリチル酸グリコール</th></tr>
<tr><td rowspan="4">効果のある成分</td><td>急性期の痛み・腫れ</td><td>○</td><td></td><td>○</td><td>○</td><td></td><td></td><td></td></tr>
<tr><td>回復期・慢性期の痛み</td><td></td><td>○</td><td></td><td></td><td></td><td></td><td></td></tr>
<tr><td>血行促進</td><td></td><td></td><td></td><td></td><td></td><td></td><td></td></tr>
<tr><td>消　炎</td><td>○</td><td>○</td><td>○</td><td>○</td><td>○</td><td>○</td><td></td></tr>
<tr><td rowspan="4">選んではいけない成分</td><td>妊婦・妊娠していると思われる人</td><td></td><td>×</td><td></td><td>×</td><td></td><td></td><td></td></tr>
<tr><td>15歳未満</td><td>×</td><td>×</td><td>×</td><td>×</td><td></td><td></td><td></td></tr>
<tr><td>喘　息</td><td>×</td><td>×</td><td>×</td><td>×</td><td></td><td></td><td></td></tr>
<tr><td>光線過敏症の既往歴</td><td></td><td></td><td></td><td>×</td><td></td><td></td><td></td></tr>
</table>

11. 筋肉の痛み

	冷感成分		抗炎症成分	生薬成分			血行促進成分	
	l-メントール	dl-カンフル	グリチルレチン酸	サンシシ	ユーカリ油	トウガラシエキス	ノニル酸ワニリルアミド	トコフェロール酢酸エステル
				○				
					○	○	○	
			○	○				

217

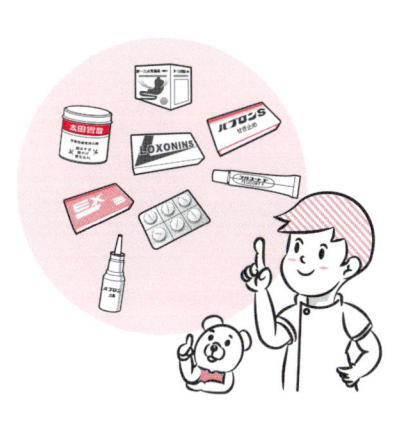

II部　こんなお客さんが来局したら，どんなOTC医薬品を勧めますか？

シナリオ 11.1
「以前，痛み止めを飲んで，喘息になったことがある」というお客さんの巻

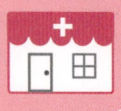

レベル ★★★

Step 1　お客さんの症状を聴き出そう

客：ゴルフで久しぶりにラウンドしたら，筋肉痛がひどくて・・・．
　　（太ももをさして，うかない顔）

新米：ゴルフの後の筋肉痛ですね．それはいつから，どんなときにひどいですか？

客：昨日から，家の階段の昇り降りがつらくて，家事が進まないの．

新米：家の階段の昇り降りがつらいのですね．ほかに何か気になることはございますか？

客：実はね，2年前に，歯医者さんで痛み止めを飲んで，喘息になったことがあるの．そのとき，先生からは，何でも必ず相談するようにいわれているんだけど．

新米：そうだったのですね．以前，お薬を飲んで喘息になったので，ご心配だったのですね．

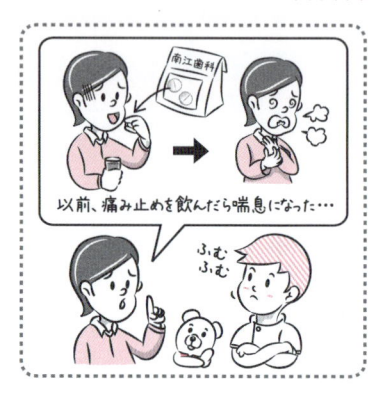

218

11. 筋肉の痛み／シナリオ 11.1

Step 2 聴き取りポイント

● 相談の対象者	本人（40歳代，女性）
● 症状のある部位	太もも
● 症状の性質	筋肉痛がひどい
● 症状の程度	痛みスケール　1 2 3 4 5 6 ⑦ 8 9 10
● 症状の経過	急性（昨日から）
● どんな状況で	久しぶりのゴルフのラウンド
● どんなときにわるくなるか	家の階段の昇り降り
● 同時にどんな症状があるか	特にない
● 副作用，アレルギー	2年前に，鎮痛薬で喘息発作を経験（アスピリン喘息か？）

　お客さんの自覚症状の聴き取りの7つのポイントを，ここで再確認してみましょう．① どこが，② どのように，③ どのくらい，④ いつから，⑤ どんな状況で，⑥ どんなときにわるくなる，⑦ 同時にどんな症状が出るか，この7点を頭に入れて聴き取るとよいでしょう．

Step 3 ベテランのアドバイスを聞いてみよう

蔵前：このお客さんには，どのような商品をお勧めできますか？
新米：解熱鎮痛薬によるアスピリン喘息の既往症があるようですので，NSAIDsの含まれている薬は使えないと思います．
蔵前：そうね，アスピリン喘息はNSAIDsのなかでもCOX-1阻害薬で誘発されて，COX-2選択的阻害薬では誘発されないという報告もあるわね．また用量依存性との報告もあるので，どのように説明したらいいと思う？
新米：アスピリン喘息の原因は，まだ明確になっていませんが，誘発物質のNSAIDsでも過敏症状に差があるといわれ，また医療用医薬品ではCOXを阻害しない物質でも使用禁忌の追加記載がされています．
蔵前：そうね，今回は成分の違いだけでなく，剤形の違いもまじえて説明

219

してみましょうね．
前回，アスピリン喘息を起こしたときに，医師からどのように説明を受けているかも再確認しましょう．それらをふまえて，さらに，考えなければならないことはありますか？

新米：禁忌である酸性NSAIDsを再度お話しし，食品や添加物でも起こる可能性があることを説明したいと思います．そして，アスピリン喘息による死亡率も高いこともお話ししたほうがいいでしょうか？

蔵前：そうですね，日常生活での注意は必ず説明しましょうね．そして，お客さんの自身によるアスピリン喘息の予防が大切ですので，その初期症状をきちんと説明して，対応も理解していただくことが大切ね．
今回は，アスピリン喘息を誘発する可能性がゼロではないですが，弱いとされている薬があることをお話ししましょう．

新米：わかりました．お客さんに不安を増大させるのではなく，安心して自分を守ってもらえるように説明します．

蔵前：そうですね．

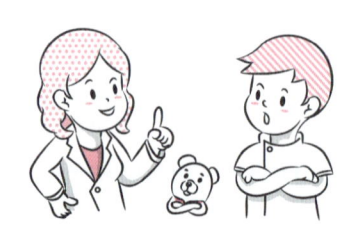

11. 筋肉の痛み／シナリオ 11.1

Step 4　OTC医薬品選択のポイント

筋肉痛に適した成分		消炎鎮痛成分				
		NSAIDs			その他	
		インドメタシン	ケトプロフェン	ジクロフェナクナトリウム	サリチル酸メチル	サリチル酸グリコール
主な商品名	アンメルシン1％ヨコヨコ	●				
	オムニードケトプロフェンパップ		●			
	トクホンハップ（冷）ID	●				
	フェイタスZゲル			●		
	ボルタレンACテープ			●		
	サロンパス30					●
	ゼノールチックE				●	
選んではいけないケース	アスピリン喘息	×	×	×	△	△

→ OTC在庫リストからこのお客さんにお勧めの薬を選ぶとすると…

　　　　　　　　　　　　　　　　　　ゼノールチックE

Step 5　お客さんに説明しよう

新米：まず，痛み止めで喘息を起こしたことがある方に，使えないお薬についてご説明いたします．

客　：お願いしますね．

新米：「そらの薬局」にあるお薬のなかで貼り薬では**トクホンハップ（冷）**，**ボルタレンACテープ**，**オムニードケトプロフェンパップ**，また，塗り薬では**フェイタスZゲル**，**アンメルシン1％ヨコヨコ**で

221

す．いずれも複数の成分が含まれておりますが，そのなかに，お薬で喘息を起こす可能性が高い成分が含まれています．

客：それ以外で，ほかに使えるお薬はあるの？

新米：飲み薬だけではなくて，湿布や塗り薬でも，喘息を起こす可能性がある成分が入っていますので，絶対どれを使っても喘息が起こらないとはいえないんです．以前，喘息が起きたとき，お医者様のお話は，どのようでしたか？

客：痛み止めや解熱薬を使って，喘息で亡くなることもあるので，気をつけなくてはいけないといわれました．どうしても必要なときは，医師や薬剤師に相談するようにいわれましたが．
筋肉痛がつらいですが…やっぱり，お薬は使えないのかしら？

新米：久光製薬のサロンパス30と塗り薬のゼノールチックEは喘息を起こす可能性が低いといわれています．貼り薬は1枚貼って，塗り薬は1回塗って様子をみることができます．また，お薬を使わない場合は，まずつらいところを冷やして，炎症を鎮めてあげましょう．

客：そう，絶対に喘息が起こらないとはいえないのね．それでも，筋肉痛がひどくてたまらないので塗り薬を使ってみるわ．何か，注意することはある？

新米：塗り薬ですね．塗って数時間後に鼻水がひどくなったりしないか，注意しながら使用してみてください．
ご心配でしょうから，ご家族や周りの方にもわかっていただくために，お薬手帳に「痛み止めによる喘息既往あり」と，お使いになるお薬「ゼノールチックE」も書いておきますね．

客：ありがとう．いつももっているようにするわ．ほかにある？

新米：もうひとつ，お話ししたいことがあります．食品や日常生活で使用しているもののなかには，お薬と同じような成分が含まれているものがあるので，痛み止めだけでなく，これらのものも注意してくださいね．

客：食べ物もいけないものがあるのね，わかったわ．

新米：もし，かわったことや困ったことがあるときは，すぐに相談してくださいね．

表1　アスピリン喘息の誘発物質

分類	種別	物質	
医薬品	コハク酸エステル型のステロイド注射	ソル・メドロール	
		ソル・コーテフ	
		サクシゾン	
		水溶性プレドニン	
食品・医薬品添加物	着色料	タートラジン（食用黄色4号）	
		サンセットイエロー（食用黄色5号）	
		ニューコクシン（食用黄色102号）	
	防腐剤	パラベン	
		安息香酸ナトリウム	
	保存料・酸化防止剤	サルファイト：亜硫酸塩	
	化粧品・局所麻酔薬	ベンジルアルコール	
食品	サリチル酸化合物	イチゴ	キウイ
		トマト	ブドウ
		キュウリ	プラム
		柑橘類	ミント
		メロン	アーモンド
		パイナップル	香辛料など
その他	香水・化粧品		
	防虫剤		
	防かび剤		
	香料の強い石鹸		
	シャンプー		
	練り歯磨き		

Step 6　説明のポイント

アスピリン喘息の誘発物質の理解をしてもらいましょう（表1）．
アスピリン喘息発作時の初期症状も確認してもらいましょう（図1）．

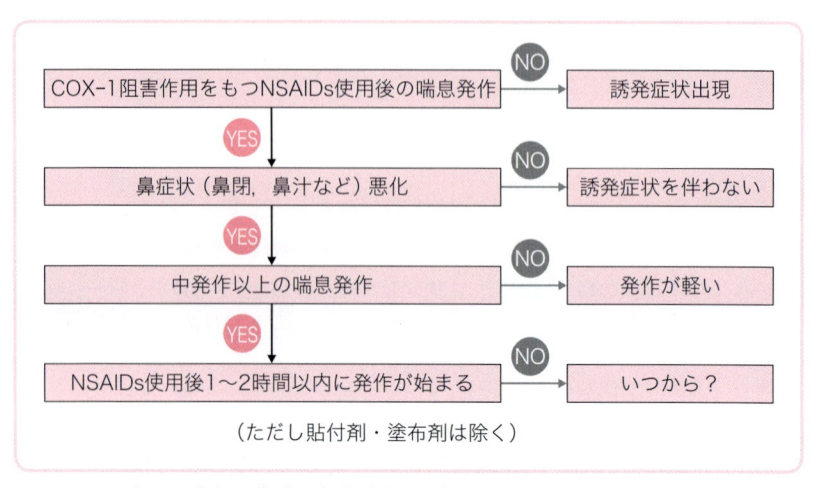

II部　こんなお客さんが来局したら，どんなOTC医薬品を勧めますか？

```
COX-1阻害作用をもつNSAIDs使用後の喘息発作 ──NO──► 誘発症状出現
           │YES
           ▼
鼻症状（鼻閉，鼻汁など）悪化 ──NO──► 誘発症状を伴わない
           │YES
           ▼
中発作以上の喘息発作 ──NO──► 発作が軽い
           │YES
           ▼
NSAIDs使用後1〜2時間以内に発作が始まる ──NO──► いつから？
（ただし貼付剤・塗布剤は除く）
```

図1　アスピリン喘息発作時の初期症状の確認フローチャート

　お薬手帳に「痛み止めによる喘息発作既往あり」と記載することにより，情報を共有しましょう．

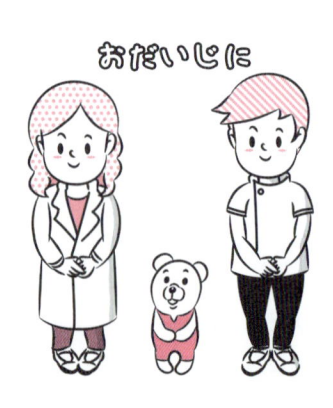

11. 筋肉の痛み／シナリオ 11.2

シナリオ 11.2
貼るボルタレンを買いにきたお客さんの巻

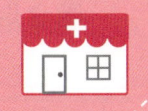

レベル ★★★

Step 1 お客さんの症状を聴き出そう

客：このお薬のなかに，貼るボルタレンはある？

新米：はい，**ボルタレンACテープ**という貼り薬です．

客：テニスで肘を痛めた友人が使っていたので，私の腰の痛みにも使えるかな？

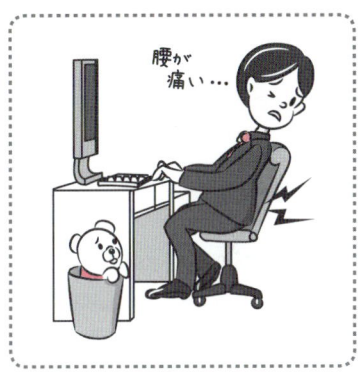

新米：腰が痛いということで，ご自分でお使いになるのですね．腰の痛みはどうされましたか？

客：配置換えの新しい部署でコンピューターに向かって座っていることが多くなり，立ち上がるときには「よし！」と掛け声かけないと立ち上がれなくなってきて，寝るときも仰向けになるとつらいんだ．

新米：つらいですね．それはいつ頃からですか？　ほかに痛いところやかわった症状はありますか？

客：今は，腰だけだね．ここ1週間くらい，ずっと続いているんだ．

225

Step 2 聴き取りポイント

● 相談の対象者	本人（30歳代，男性）
● 症状のある部位	腰
● 症状の性質	つらい
● 症状の程度	よし！と掛け声をかけないと立ち上がれない
● 症状の経過	1週間前から
● どんな状況で	コンピューターで長時間同じ姿勢
● どんなときにわるくなるか	椅子から立ち上がるとき，仰向けに寝るとき
● 同時にどんな症状があるか	今は特になし

　お客さんの腰痛の原因が筋肉痛であるかを確認しましょう．

　腰痛（痛み）の原因が筋肉痛以外の可能性を常に考えましょう．また，必ず受診勧奨（整形外科，消化器内科など）を心がけ，医師との連携を深め，お客さんが安心して薬剤師に相談できるようにしていきましょう．

Step 3 ベテランのアドバイスを聞いてみよう

蔵前：筋膜性腰痛症（筋・筋膜の損傷，腰部筋肉の肉離れ，ぎっくり腰など）の可能性が高いわね．お客さんのご希望の，貼るボルタレンが適切かしら？

新米：筋膜性の可能性が高いので，まず貼付剤で様子をみてもらい，その後に痛みなどが治まるようでしたら，腰痛体操などもお話ししてはどうでしょうか？

蔵前：そうね．5～6日使用しても症状が改善しない場合には，受診をしていただくようにきちんと説明しましょうね．それ以外に，注意することはありますか？

新米：貼付剤の正しい使い方，飲み薬との相互作用の可能性，アスピリン喘息，皮膚への副作用についてもお話ししようと思います．

蔵前：そうですね．使用中にご自分で注意していただけるよう説明しましょうね．

11. 筋肉の痛み／シナリオ 11.2

Step 4 OTC医薬品選択のポイント

腰の痛みに適した成分		消炎鎮痛成分	
^^	^^	インドメタシン	ケトプロフェン
主な商品名	オムニードケトプロフェンパップ		●
^^	トクホンハップ（冷）ID	●	
^^	ボルタレンACテープ		
^^	サロンパス30		

腰の痛みに適した成分		消炎鎮痛成分		血行促進成分
^^	^^	ジクロフェナクナトリウム	サリチル酸グリコール	トコフェロール酢酸エステル
主な商品名	オムニードケトプロフェンパップ			
^^	トクホンハップ（冷）ID			
^^	ボルタレンACテープ	●		
^^	サロンパス30		●	●

→ OTC在庫リストからこのお客さんにお勧めの薬を選ぶとすると・・・

> ボルタレンACテープ

Step 5 お客さんに説明しよう

新米：貼るボルタレンは腰痛に使っていただけますが，使えない場合もございますので，いくつかお伺いしてもよろしいですか？
客：どんなこと？
新米：これまでに，胃がわるくなったり，血圧が高かったり，そのほか何か病気にかかったことはございますか？　また，今お薬を何か飲んでいらっしゃいますか？
客：ないね．病院にかかったこともないですね．
新米：そうですか．では，このお薬手帳に今回使われる貼付剤の名前を書いておきますので，病院にかかったり，あるいは薬局に相談すると

227

きは利用してくださいね．
客：そう，ありがとう．ほかに何か注意することはある？
新米：いくつかあります．この貼付剤は，1日1回2枚までご使用できます．また，貼った後，皮膚がかゆくなったり，喉がかゆかったり，息苦しかったり，かわったことがありましたら，すぐに医師や薬剤師に相談してくださいね．もうひとつは，貼ったところが日光に当たると皮膚の症状が出る場合がありますので，気をつけてくださいね．使用を止めてからも，おおむね1週間くらいは気をつけてくださいね．
客：1日1回ね．お風呂の後に貼ろうかな？　いろいろ注意があるんだね．

Step 6 説明のポイント

使用前のチェックポイント表（表2）や使用期間と受診勧奨のフローチャートを利用してみましょう（図2）．

表2　チェックポイント表

チェックポイント	有	無
☐ 本剤によるアレルギー		
☐ 喘息の既往症		
☐ 妊婦・妊娠の可能性		
☐ 15歳未満（インドメタシン11歳未満）		
☐ 医師の治療		
☐ 病歴・既往症		
☐ 併用薬		
☐ 相互作用		
☐ 本人・家族のアレルギー体質		
☐ 他の薬によるアレルギー		
☐ テープ剤でのかぶれ		

11. 筋肉の痛み／シナリオ 11.2

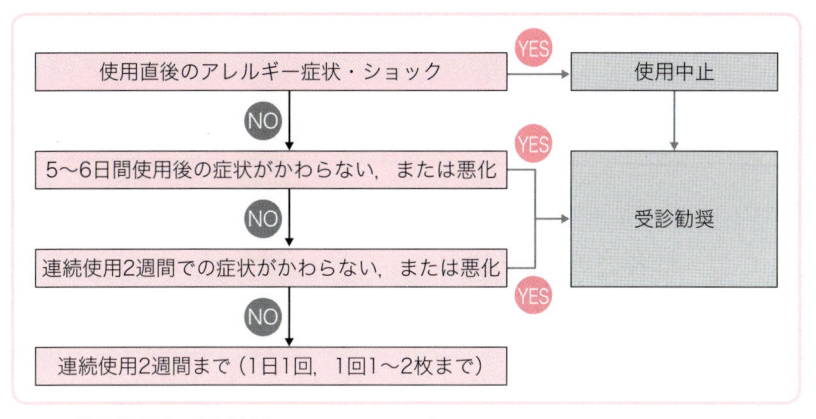

```
┌─────────────────────────────┐  YES   ┌──────────┐
│ 使用直後のアレルギー症状・ショック │ ─────→ │ 使用中止 │
└─────────────────────────────┘        └──────────┘
              │ NO                            │
              ▼                               ▼
┌─────────────────────────────┐  YES   ┌──────────┐
│ 5〜6日間使用後の症状がかわらない，または悪化 │ ─────→ │          │
└─────────────────────────────┘        │ 受診勧奨 │
              │ NO                     │          │
              ▼                        │          │
┌─────────────────────────────┐  YES   │          │
│ 連続使用2週間での症状がかわらない，または悪化 │ ─────→ │          │
└─────────────────────────────┘        └──────────┘
              │ NO
              ▼
┌─────────────────────────────────────┐
│ 連続使用2週間まで（1日1回，1回1〜2枚まで） │
└─────────────────────────────────────┘
```

図2 使用期間と受診勧奨のフローチャート

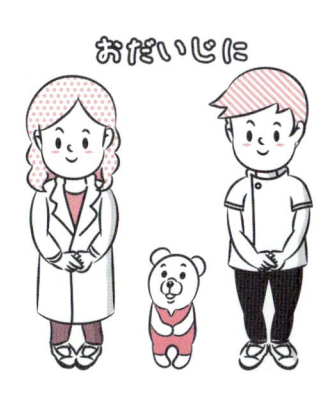

シナリオ 11.3
「腰痛に温シップを探しているんだけど」というお客さんの巻

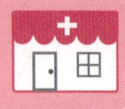

レベル ★★★

Step 1 お客さんの症状と要望を聴き出そう

客：腰痛に効く温かい湿布を探しているんだけど・・・．

新米：腰痛でお困りですね．どうされましたか？

客：1ヵ月くらい前に草取りをしていたら，腰が痛くなりました．家にあった湿布を貼ってだいぶよくなったんですが，今でも，どうも腰が重いような気がして．

新米：1ヵ月前の草取りから腰痛でお困りなんですね．今は，以前より痛みはひどくないのですね．そのときも温かい湿布を使われたのですか？

客：いえ，そのときは冷たい湿布よ．この前，友人から温かい湿布もいいと聞いたんですけど，そうなのかしら？

新米：そうですね，症状によって使い分けていただきます．

Step 2 聴き取りポイント

● 相談の対象者	本人（50歳代，女性）
● 症状のある部位	腰
● 症状の性質	重い
● 症状の程度	1ヵ月前より，よくなっている
● 症状の経過	1ヵ月くらい前から
● どんな状況で	草取りをして
● どんなときにわるくなるか	今は特にない
● 同時にどんな症状があるか	今はない
● その他	友人から勧められたが，本当によいのか？（少し不安がある様子）

　自覚症状を確認しましょう．また，どうして温かい湿布を使いたいのか，お客さんのニーズを聴き取りましょう．エンドポイント（症状の改善，悪化の予防，日常生活の向上）も確認して，お客さんと一緒に相談を進めていくことを心がけましょう．

Step 3 ベテランのアドバイスを聞いてみよう

蔵前：冷湿布と温湿布の使い分けを，きちんとご説明できるようにしましょう．

新米：はい．冷湿布は炎症や腫れが強い時期に，熱や痛みが引いた後の回復期や慢性症状には温湿布の使用が適切と思います．今回は，温湿布の適応で，お客さんのニーズとも合致しています．

蔵前：そう，温湿布の効能がニーズと合致しているのね．作用機序もきちんと説明できるようにしましょうね．

新米：はい．この方は，1ヵ月前の腰痛の炎症が治まり，現在痛みはひどくないようです．血行不良を改善して患部にたまっている老廃物を除去しながら，鎮痛・消炎効果成分により，「腰が重い」という症状を治療していくには温湿布が適切と思います．

蔵前：そうね．そのほかにお客さんに説明しなければならないことは？
新米：温感タイプの貼付剤では，成分の刺激が強いので，皮膚の弱い方には向きません．また，カプサイシンは水分と反応して皮膚を刺激するので，お風呂に入る1時間くらい前にははがし，30分くらい経ってからまた貼ることや，ピリピリしたり，かぶれたりしたとき，汗をかいたときの注意を説明します．

Step 4 OTC医薬品選択のポイント

腰の痛みに適した成分	消炎鎮痛成分		血行促進成分	
^	NSAIDs	生薬成分		
^	フェルビナク	サンシシ	ノニル酸ワニリルアミド	トウガラシエキス
主な商品名 パスタイム FX-L 温感	●		●	
主な商品名 腰痛パテックス		●		●

→ OTC在庫リストからこのお客さんにお勧めの薬を選ぶとすると・・・

　　　　　　　　　　　　　　　　　　腰痛パテックス

Step 5 お客さんに説明しよう

新米：腰痛に効果のある温かい湿布ですと，**パスタイムFX-L温感**と**腰痛パテックス**がございます．
客：どう違うの？
新米：**パスタイムFX-L温感**は，鎮痛成分と温かく感じさせる成分が入り，**腰痛パテックス**は生薬の消炎成分と温感成分が入っています．
客：今はそれほど痛みはひどくないのよ，どちらがいいかしら？
新米：痛みが治まっているようですので，回復を進める1日1回の**腰痛パテックス**はいかがでしょうか？
客：そうね，1日1回なら使いやすいわ．

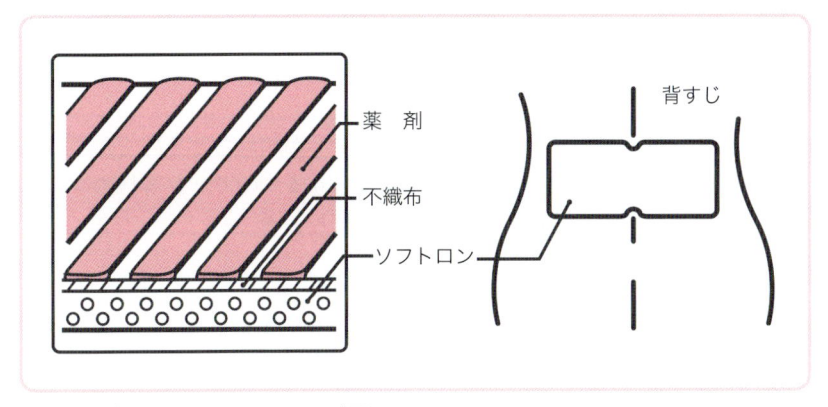

図3　腰痛パテックスのイメージ図

新米：そうですね．貼り替えはお風呂の前後がいいと思いますが，はがすのはお風呂に入る1時間くらい前で，貼るのはお風呂から出てから30分以上経ってからにしてくださいね．また，使っていてピリピリしたり，汗でかぶれたりすることもあるのでよく汗を拭き取ってから使うことを心がけてくださいね．

客：気をつけるわ．ほかにも何かある？

新米：貼り方は，この図（図3）のように背すじにあわせて貼るのですが，毎日少しずらして，同じところに貼らないようにしてください．特にかぶれやすい方は，湿布を直接貼るのではなく，ガーゼを挟む方もいらっしゃいますが，この製品はこの図（図3）のようにはがれにくく，汗を吸収するようにいろいろ工夫されているんですよ．
ご心配な場合はまず，2～3時間貼ってみるとか，1日中貼るのではなく昼間や夜だけとか，毎日ではなく1日おきに貼るとか，いろいろ工夫して様子をみてくださいね．かわったことや困ったことがあれば，いつでも相談してくださいね．

客：ありがとう．気をつけながら使ってみるわ．

Step 6 説明のポイント

　回復期・慢性の腰痛に，温湿布は有効です．かぶれなどを防ぐために，製剤的にも高度な工夫がされている製品もありますので，お客様のニーズや日常生活と使用法を確認しながら説明しましょう．

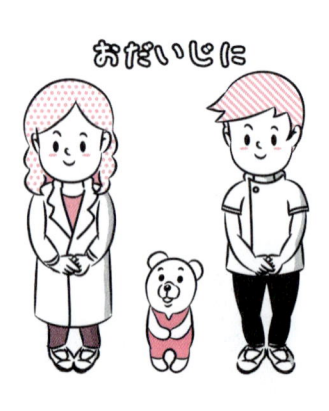

chapter 12 目の症状

　目の充血やかゆみ，目やになどの症状は，老若男女の幅広いお客さんが一度は経験する悩みです．OTC医薬品の点眼薬は手軽に購入しやすいうえ，使い方も簡単なので誰でも気軽に使うことができます．

　その利便性の高さの反面で，点眼薬はお客さん独自の不適切な使い方をされたり，漫然と使い続けられることが多いので，配慮を要する部分です．

　本章では，症状にあわせて商品を選択することはもちろん，点眼薬の正しい用法用量などの使い方をご紹介します．

II部　こんなお客さんが来局したら，どんなOTC医薬品を勧めますか？

▶ ひとめでわかる　OTC医薬品選択のポイント

		抗アレルギー成分	抗ヒスタミン成分	角膜乾燥防止成分	抗炎症成分	
期待できる症状	清涼感（刺激感）					
	疲れ目					
	かゆみ予防	○				
	かゆみ		○			
	ドライアイ			○		
	充血				○	
	紫外線による炎症				○	
選んではいけないケース	閉塞隅角緑内障					
	サルファ剤過敏の既往					

236

12. 目の症状

	消炎成分	ビタミン成分	充血除去成分	アミノ酸類	抗菌成分	刺激がある添加物成分
						○
		○		○		
	○					
	○					
			×			
					×	

237

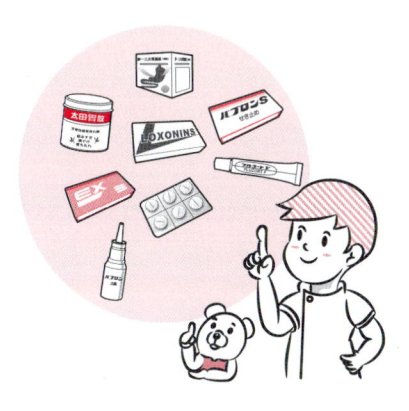

II部　こんなお客さんが来局したら，どんなOTC医薬品を勧めますか？

シナリオ 12.1
清涼感のある点眼薬を希望するお客さんの巻

レベル ★★★

Step 1　お客さんの症状を聴き出そう

客：さした後，しばらく目を開けてられないくらい強力なスッとする目薬はどれですか？

新米：刺激感のある目薬は，いくつかございます．お使いになられるのは，お客様ご自身ですか？

客：はい．

新米：どのような症状に，いつから困っていらっしゃるのでしょうか？

客：運転中の目の疲れが気になります．ずっと前からですね．

新米：では，これまでにお使いになられていた目薬などはありますか？

客：**ロートクリア**を使っていましたが，スカッとする感じが物足りなくて．

新米：なるほど．現在，病院にかかっているとか，処方されたお薬を使っていたりしますか？

客：何もありません．

新米：目薬をさした後，目がひどくかゆくなったことはありますか？

客：ないです．

新米：刺激感の特に強いものをご希望する理由があれば，教えていただけますか？

客：疲れが一気に飛んでいくというか，効いてる感じがするからです．

238

Step 2 聴き取りポイント

● 相談の対象者	本人（50歳代，男性）
● 症　状	運転中の目の疲れ
● しみるタイプが好き？	好き
● 持病の有無，病院受診の有無	なし
● これまでにとった対策と結果	ロートクリア／物足りない

　点眼薬を選択する際は，刺激の有無が使用感を大きく左右しますので，お客さんがどの程度の刺激感をお求めなのか，よく聴き取る必要があります．

Step 3 ベテランのアドバイスを聞いてみよう

蔵前：刺激感の強いさし心地の目薬をお求めのお客さんには，どんな点眼薬をお勧めしようか？

新米：l-メントールが入ったものを選びます．

蔵前：具体的には，どんな商品？

新米：う～ん，l-メントールが入った商品はいくつもありますし，添加物のl-メントールには濃度まで書かれていないので，比較できません．全部使ったことがあるわけではなくて…．

蔵前：今回のお客さんのご希望は，かなり強い刺激感をお求めですから，清涼感があるl-メントールに加えて，d-カンフルとd-ボルネオールが入っている商品がお勧めよ．

新米：そうなんですね．各々の添加物の特徴を調べて，3つの添加物が配合された商品から，お勧めしてみたいと思います．

239

Step 4　OTC医薬品選択のポイント

期待できる症状		疲れ目	清涼感（刺激感）		
			添加剤		
成分		ビタミン成分	l-メントール	d-カンフル	d-ボルネオール
主な商品名	ロートクリア		●	●	
	サンテFXネオ		●	●	●
	ロートPRO	●	●	●	●

→ OTC在庫リストからこのお客さんにお勧めの薬を選ぶとすると・・・

　　　　　　　　　　　　　　　　　　　ロートPRO

Step 5　お客さんに説明しよう

新米：特に刺激感の強い目薬には，**サンテFXネオ**や**ロートPRO**がございます．
客　：どちらも同じくらいスッキリしますか？
新米：はい．いずれの商品にも，清涼感のあるl-メントールと冷たさを感じるd-カンフル，そして刺激感のあるd-ボルネオールが入っているので，最も強い刺激を感じられます．
客　：どちらがお勧めですか？
新米：スッキリする成分はよく似ていますが，**ロートPRO**にはビタミンB_2，B_6も入っています．疲れ目を改善するには，ビタミンの入っている商品がいいかもしれませんね．
客　：そうですか．では，それをください．

Step 6　説明のポイント

　l-メントール，d-カンフル，d-ボルネオールなど聞き慣れない成分名を耳にしても，なかなか興味がわきにくいものです．どんな効果のある成分なのか，どういう理由でお勧めしているのかという点を丁寧に説明しましょう．

12. 目の症状／シナリオ 12.2

シナリオ 12.2
アレルギーによる目の充血・かゆみに悩むお客さんの巻

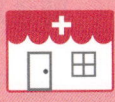

レベル ★★★

Step 1　お客さんの症状を聴き出そう

客：よく効く花粉症の目薬はどれですか？

新米：お使いになられるのは，お客様ご自身ですか？

客：はい．

新米：どのような症状に，いつから困っていらっしゃるのでしょうか？

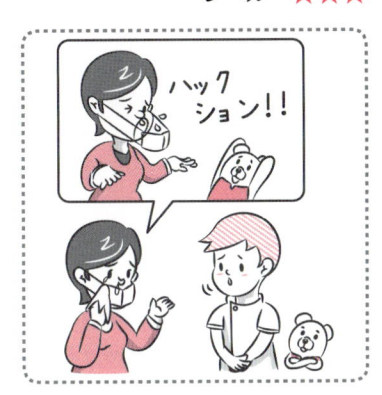

客：今月に入ったあたりから，かゆみが出てきて．充血もあります．この季節は毎年つらいです．

新米：それは億劫になりますね．現在，病院にかかられたり，お薬を使ったりということはありますか？

客：病院はすごく混んでいるので，ここ2〜3年は行っていません．

新米：そうでしたか．では，これまでにお使いになられたことがある目薬はありますか？

客：(NEWエージーアイズとエーゼットアルファを指して) これとこれを使ったことがあります．

新米：使い心地はどうでしたか？

客：それが何回さしても，かゆみがとれなかったので，今回はもっと効くお薬を買いたいと思っています．

新米：これまでお使いの目薬をさして，目がひどく充血したり，強いかゆみが出たことはありますか？

客：ずっとかゆいし，どうしてもこすってしまうので充血もひどいですが，花粉症のせいだと思います．

241

Step 2 聴き取りポイント

● 相談の対象者	本人（30歳代，女性）
● 症　状	目の充血，かゆみ
● 症状の経過	今月に入ったあたりから
● アレルギー用点眼薬使用のタイミングを理解しているか？	理解していない
● 持病の有無，病院受診の有無	なし
● これまでにとった対策と結果	NEWエージーアイズとエーゼットアルファ/効果不十分

　花粉症をはじめとするアレルギー体質のお客さんは，病院に受診していたり，これまでに何らかの薬を使用した経験をおもちの方が多いものです．医療機関受診の有無はもちろん，これまで使用したことのある薬の有無と，その薬に対する満足度，生活スタイルに応じた点眼のタイミングも確認するとよいでしょう．特に，抗アレルギー成分は予防的な使用の必要性を十分に理解されているかどうかという点が，きわめて重要な確認項目になります．

Step 3 ベテランのアドバイスを聞いてみよう

新米：目の充血とかゆみには，どのアレルギー用点眼薬がいいか教えていただけないでしょうか？

蔵前：どんなことを知りたいの？

新米：アレルギー用点眼薬の抗アレルギー成分には3種類あります．商品ごとに抗炎症成分や角膜保護成分が含まれているものなどがあって，どういう症状にどれをお勧めしたらいいか，よくわかりません．お客さんにわかりやすく説明する自信がないんです．

蔵前：**NEWエージーアイズとエーゼットアルファとロートアルガードクリアブロック**の抗アレルギー成分はクロモグリク酸ナトリウムよ．クロモグリク酸ナトリウムは化学伝達物質の遊離を抑制する成分で

すから，かゆみが出る前から継続的に使用していないと，十分な効果は出ませんよね．すでに出てしまっているかゆみを改善するために，いずれの商品にも抗ヒスタミン薬のクロルフェニラミンマレイン酸塩が配合されています．**NEWエージーアイズ**と**エーゼットアルファ**には角膜保護成分のコンドロイチン硫酸エステルナトリウムが入っているから，ドライアイも気になる方にはお勧めよ．

エーゼットアルファには消炎成分のアズレンスルホン酸ナトリウムが，**ロートアルガードクリアブロック**には抗炎症成分プラノプロフェンが入っているから，目をこすったり炎症になっている方にはいいと思うわ．

ザジテンAL点眼薬の抗アレルギー成分はケトチフェンフマル酸塩で，ヒスタミンをはじめとするアレルギー症状の原因物質の放出を抑え，抗ヒスタミン作用によりアレルギー症状も鎮めます．**アイフリーコーワAL**の抗アレルギー成分はアシタザノラスト水和物で，アレルギー性結膜炎のかゆみや充血，浮腫に効果があるといわれているわね．**ザジテンAL点眼薬**と**アイフリーコーワAL**は，OTC医薬品にはめずらしい医療用の点眼薬と同じ単味剤だから，「病院と同じものを」とおっしゃる方には選択しやすい商品よ．

新米：そうなんですね．では，どんなニーズをおもちなのか確認して，お客さんに最も適した商品をお勧めしてみたいと思います．

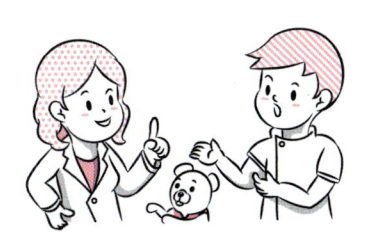

II部　こんなお客さんが来局したら，どんなOTC医薬品を勧めますか？

Step 4　OTC医薬品選択のポイント

期待できる症状	かゆみ予防		
成分	抗アレルギー成分		
	クロモグリク酸ナトリウム	ケトチフェンフマル酸塩	アシタザノラスト水和物
主な商品名　NEWエージーアイズ	●		
エーゼットアルファ	●		
ロートアルガードクリアブロック	●		
ザジテンAL点眼薬		●	
アイフリーコーワAL			●

期待できる症状	ドライアイ	充血	
成分	角膜乾燥防止成分	抗炎症成分	消炎成分
	コンドロイチン硫酸エステルナトリウム	プラノプロフェン	アズレンスルホン酸ナトリウム
主な商品名　NEWエージーアイズ	●		
エーゼットアルファ	●		●
ロートアルガードクリアブロック		●	
ザジテンAL点眼薬			
アイフリーコーワAL			

→ OTC在庫リストからこのお客さんにお勧めの薬を選ぶとすると・・・

　　　　　　　　　　　ロートアルガードクリアブロック

Step 5　お客さんに説明しよう

新米：現在は，どのような症状でしょうか？
　客：かゆみがひどいので，つい目をこすって充血してしまいます．
新米：乾き目は気になりますか？

客：いいえ，かゆくていつも涙が出ている感じです．

新米：それでしたら，**ロートアルガードクリアブロック**をお勧めします．これまでに使われたことがある目薬の成分に，炎症を鎮める成分が加えられています．

客：本当に，かゆみは治まりますか？

新米：アレルギー用の点眼薬は，かゆみの原因となる物質を出さないようにする成分がメインです．かゆい日もかゆくない日も，花粉症の時期は毎日使い続けていただくと，徐々にかゆみがとれてくると思いますよ．

客：そうなんですか？！　今まで，かゆいときしか使ったことがありませんでした．

新米：今年はぜひ，かゆみのない日にもご使用ください．ずっと楽に過ごせると思います．

客：そうします．ありがとうございました！

Step 6　説明のポイント

　抗アレルギー薬は基本的に化学伝達物質の遊離を抑制する薬です．「かゆいときに使っても，十分な効果を実感できるものではない」という点をよく説明して，ご理解のうえで適切にご使用いただくことが重要です．かゆみや充血が出る前から，そして出ていない日にも，お客さんが自主的かつ継続的に使用できるよう，丁寧に説明しましょう．

シナリオ 12.3
目の充血に悩むお客さんの巻

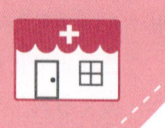

レベル ★★★

Step 1 お客さんの症状を聴き出そう

客：バイシンをください．
新米：目の充血ですか？
客：そうだと思います．
新米：お使いになられるのは，別の方ですか？
客：父です．
新米：これまでにも，お父様はバイシンをお使いになられたことがあるのでしょうか？
客：はい．同じ目薬を買ってくるようにいわれました．
新米：お父様はどんなときに充血されるか，ご存じですか？
客：ゴルフに行ってくると，いつも赤くなるから使うと聞いています．
新米：念のために，お父様は現在，病院を受診されているとか，ご使用中のお薬はありますか？
客：緑内障で眼科を受診しています．眼圧を下げる目薬を3種類使っていますが，どれも充血はとれないといって，バイシンをずっと使っているようです．

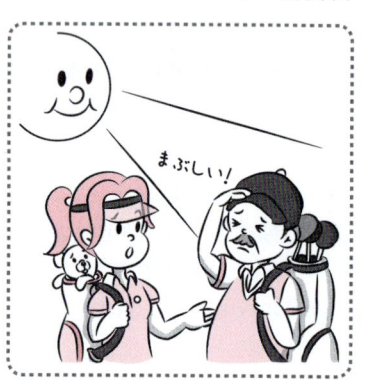

Step 2 聴き取りポイント

● 相談の対象者	来局者の父（60歳代）
● 症状の経過	ゴルフ後に充血
● 持病の有無，病院受診の有無	あり
● 緑内障かどうか？	緑内障
● 閉塞隅角緑内障か？　開放隅角緑内障か？	不明
● これまでにとった対策	バイシン

　緑内障といっても，閉塞隅角緑内障と開放隅角緑内障では，使用できる薬の幅がずいぶんと異なるため，この点をお客さんに確認する必要があります．ただし，ご自身が閉塞隅角緑内障なのか，開放隅角緑内障なのか理解している方はほとんどいらっしゃらず，ご家族はさらにご存じないのが現状でしょう．そんなときは，処方医に確認をとれるまでのアプローチが求められるでしょう．

Step 3 ベテランのアドバイスを聞いてみよう

蔵前：緑内障の患者さんの目の充血を改善するために，どんな点眼薬をお勧めしますか？

新米：血管収縮薬が入った点眼薬は，眼圧を上げる可能性があるので，お勧めできる商品はないと思います．

蔵前：そうですね．眼圧を上げる可能性がある成分は，閉塞隅角緑内障の患者さんには避けたほうがいいですね．

新米：眼圧を上げる可能性がある成分が入っていても，閉塞隅角緑内障じゃなかったら，お使いいただけるんですか？

蔵前：原則的にはそうね．40歳以上の日本人における緑内障有病率は5.0％，つまり40歳以上の緑内障の患者さんは20人に1人の割合と比較的多い一方で，閉塞隅角緑内障はそのうちの約10％程度と報告されていますよ．

新米：そうなんですか．緑内障と診断された患者さんは，いずれの血管収

縮薬が配合された点眼薬も避けなければならないと思ってました．

蔵前：添付文書をみただけでは，わからないものね．でも，テトラヒドロゾリン塩酸塩やナファゾリン塩酸塩の成分を調べてみると，閉塞隅角緑内障の患者さんだけが禁忌に該当すると書いてありますよ．

新米：早速，調べてみます！

蔵前：問題は，患者さんご自身が自分の緑内障の分類を，まずご存じないということね．

新米：たしかに，「私は開放隅角緑内障です」なんていわれる方に，これまで一度もお会いしたことがありません．

蔵前：ご本人がわからない場合は，時に主治医への確認が必要ですね．

新米：わかりました．相談してみます．

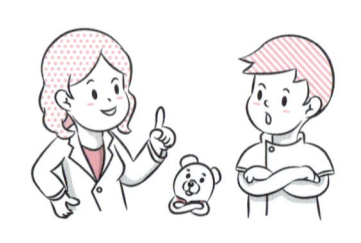

12. 目の症状／シナリオ 12.3

Step 4 OTC医薬品選択のポイント

期待できる症状		充 血			
成　分		充血除去成分		ビタミン成分	アミノ酸類
		テトラヒドロゾリン塩酸塩	ナファゾリン塩酸塩	パンテノール	タウリン
主な商品名	バイシン	●			
	アイリスAGクール	●			●
	サンテFXネオ	●			
	ロートPRO		●		●
選んではいけないケース	開放隅角緑内障	○		○	
	閉塞隅角緑内障	×		×	

期待できる症状		紫外線による炎症		
成　分		抗炎症成分	消炎成分	
		プラノプロフェン	グリチルリチン酸ニカリウム	イプシロン-アミノカプロン酸
主な商品名	バイシン			
	アイリスAGクール		●	●
	サンテFXネオ			
	ロートPRO			●
選んではいけないケース	開放隅角緑内障			
	閉塞隅角緑内障			

Step 5 お客さんに説明しよう

新米：お父様の緑内障は，閉塞隅角緑内障ですか？　開放隅角緑内障ですか？

客　：いや，わかりません．

新米：**バイシン**の主成分は眼圧を上げる可能性がありますので，閉塞隅角緑内障の方は避けたほうがいい目薬です．念のために，お父様にご

確認いただいてから，目薬を選びたいと思いますが，いかがでしょうか？
客：そうですね．父に連絡してみます．
（電話後）父もわからないそうです．
新米：では，主治医の先生にお尋ねいただいてから，ぜひ，ご相談にのりたいと思います．お願いできますか？
客：病気が悪化するかもしれない目薬を使い続けるのもよくないと思うので，父にそのように伝えてみます．
新米：ありがとうございます．お手間をとらせますが，お待ちしておりますので，よろしくお願いいたします．
客：こちらこそ，よろしくお願いします．

Step 6 説明のポイント

テトラヒドロゾリン塩酸塩やナファゾリン塩酸塩は，膨張した血管を収縮させる効果があるので，使用後はただちに充血が鎮まり赤みがとれます．血管収縮薬は閉塞隅角緑内障には禁忌ですが，開放隅角緑内障には使用できます．

閉塞隅角緑内障の方の場合は，パンテノールやタウリンの入った商品を選ぶと安全です．

また，ゴルフのように紫外線による炎症が想定される場合は，プラノプロフェンやグリチルリチン酸二カリウム，イプシロン－アミノカプロン酸の入った目薬を選択するとよいでしょう．いずれにしても，紫外線をカットするため，帽子やサングラスなどの活用もお勧めしましょう．

III 部

代表的なOTC医薬品のリスト

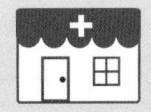

1. 解熱鎮痛薬

分類	商品名	会社名	剤形	投与間隔	解熱鎮痛成分 非ピリン系 イブプロフェン	アセトアミノフェン	エテンザミド
解熱鎮痛薬	イブクイック頭痛薬	エスエス	錠	なるべく空腹時を避け4時間以上の間隔・1日3回まで	450 mg		
	セデス・ハイ	塩野義	二層錠			750 mg	
	タイレノールA	ジョンソン	フィルムコーティング錠			900 mg	
	ナロンエース	大正	錠		432 mg		252 mg
	ノーシン「細粒」	アラクス	細粒			900 mg	360 mg
	小児用バファリンチュアブル	ライオン	チュアブル錠			600 mg	
	ロキソニンS	第一三共	錠	なるべく空腹時を避け4時間以上の間隔・1日2回まで．ただし再度症状があらわれた場合には3回まで			
	バファリンA	ライオン	錠	なるべく空腹時を避け6時間以上の間隔・1日2回まで			
	バファリンプラスS	ライオン	錠			600 mg	
	リングルアイビー200	佐藤	カプセル		400 mg		

成分量は1日最大量

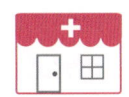

1. 解熱鎮痛薬

ロキソプロフェンナトリウム水和物	アスピリン	ピリン系 イソプロピルアンチピリン	催眠鎮静成分 ブロモバレリル尿素	催眠鎮静成分 アリルイソプロピルアセチル尿素	鎮痛補助成分 無水カフェイン	鎮痛補助成分 カフェイン水和物	制酸成分 酸化マグネシウム	制酸成分 乾燥水酸化アルミニウムゲル	制酸成分 合成ヒドロタルサイト（ダイバッファーHT）
				180 mg	240 mg		300 mg		
		450 mg		180 mg	150 mg				
			600 mg		150 mg				
						210 mg			
無水物として 180 mg									
	1,320 mg								400 mg
	1,000 mg			60 mg	240 mg		140 mg		

253

2. 総合感冒薬

分類	商品名	会社名	剤形	投与間隔	解熱鎮痛成分 非ピリン系 イブプロフェン	アセトアミノフェン	エテンザミド
総合感冒薬	エスタックイブファイン	エスエス	糖衣錠	食後	450 mg		
	カコナール2	第一三共	液	朝夕食前または朝夕食間			
	カコナール小青竜湯液〈鼻かぜ・鼻炎用〉	第一三共	液	食間			
	コルゲンコーワIB「1日2回」Tカプセル	興和	持続性カプセル	朝夕食後	400 mg		
	コルゲンコーワ液体かぜ薬	興和	液	食前または食間			
	コンタック総合かぜ薬昼・夜タイプ	グラクソ	錠	食後		900 mg	
	ストナジェルサイナスS	佐藤	カプセル	食後		900 mg	
	ストナプラス2	佐藤	キャプレット錠	食後		450 mg	750 mg
	パブロン50	大正	錠	食後		900 mg	
	プレコール持続性カプセル	第一三共	持続性カプセル	朝夕食後		450 mg	
	ベンザブロックL	武田	カプレット錠	食後	450 mg		
	ベンザブロックS	武田	カプレット錠	食後		900 mg	
	ルルアタックEX	第一三共	錠	食後	450 mg		
	改源	カイゲン	散	食後		900 mg	
	新ルルAゴールド	第一三共	糖衣錠	食後		900 mg	

成分量は1日最大量
1日3回食後は「食後」，1日3回食間は「食間」と表記

2. 総合感冒薬

	ピリン系	抗炎症成分		去痰成分			
	イソプロピルアンチピリン	トラネキサム酸	リゾチーム塩酸塩	ブロムヘキシン塩酸塩	アンブロキソール塩酸塩	グアイフェネシン	グアヤコールスルホン酸カリウム
					45 mg		
						150 mg	
							250 mg
	300 mg						
		420 mg					
		750 mg		12 mg			
			90 mg				

2. 総合感冒薬（つづき）

分類	商品名	会社名	剤形	投与間隔	抗ヒスタミン成分 クレマスチンフマル酸塩	クロルフェニラミンマレイン酸塩	ジフェニルピラリン塩酸塩	抗分泌成分 ベラドンナ総アルカロイド
総合感冒薬	エスタックイブファイン	エスエス	糖衣錠	食後		7.5 mg		
	カコナール2	第一三共	液	朝夕食前または朝夕食間				
	カコナール小青竜湯液〈鼻かぜ・鼻炎用〉	第一三共	液	食間				
	コルゲンコーワIB「1日2回」Tカプセル	興和	持続性カプセル	朝夕食後		3.5 mg		
	コルゲンコーワ液体かぜ薬	興和	液	食前または食間				
	コンタック総合かぜ薬昼・夜タイプ	グラクソ	錠	食後		7.5 mg		
	ストナジェルサイナスS	佐藤	カプセル	食後			4 mg	0.3 mg
	ストナプラス2	佐藤	キャプレット錠	食後			4 mg	
	パブロン50	大正	錠	食後				
	プレコール持続性カプセル	第一三共	持続性カプセル	朝夕食後		7.5 mg		
	ベンザブロックL	武田	カプレット錠	食後		7.5 mg		
	ベンザブロックS	武田	カプレット錠	食後		3.5 mg		
	ルルアタックEX	第一三共	錠	食後	1.34 mg			
	改源	カイゲン	散	食後				
	新ルルAゴールド	第一三共	糖衣錠	食後	1.34 mg			0.3 mg

成分量は1日最大量
1日3回食後は「食後」，1日3回食間は「食間」と表記

2. 総合感冒薬

	鎮咳成分			交感神経刺激成分		中枢神経興奮成分	ビタミン成分	漢方・生薬成分
	麻薬性	非麻薬性		気管支拡張成分	血管収縮成分			
ヨウ化イソプロパミド	ジヒドロコデインリン酸塩	ノスカピン	デキストロメトルファン臭化水素酸塩水和物	dl-メチルエフェドリン塩酸塩	プソイドエフェドリン塩酸塩	無水カフェイン		
6 mg	24 mg			60 mg		75 mg	チアミン硝化物 24 mg, アスコルビン酸 300 mg	
								葛根湯
								小青竜湯
5 mg			48 mg	60 mg		75 mg		
								麻黄湯
			48 mg	60 mg		33.3 mg（朝昼のみ）		
	24 mg	48 mg		60 mg		75 mg		カンゾウ, 車前草
	24 mg	48 mg		60 mg		75 mg	アスコルビン酸 500 mg	
			48 mg					
	12 mg			60 mg		75 mg		カンゾウ
	24 mg				135 mg	75 mg		
6 mg	24 mg			60 mg		75 mg	ヘスペリジン 90 mg	
	24 mg			60 mg			チアミン硝化物 25 mg, リボフラビン 12 mg	
				30 mg		75 mg		ケイヒ, カンゾウ, ショウキョウ
	24 mg	48 mg		60 mg		75 mg	ベンフォチアミン 24 mg	

3. 鎮咳去痰薬

分類	商品名	会社名	剤形	投与間隔	鎮咳成分 麻薬性成分 コデインリン酸塩水和物	鎮咳成分 麻薬性成分 ジヒドロコデインリン酸塩	
鎮咳去痰薬	アネトンせき止め顆粒	ジョンソン	顆粒	食後, 就寝前に1回追加可能	60 mg		
鎮咳去痰薬	パブロンSせき止め	大正	ソフトカプセル	食後		30 mg	
鎮咳去痰薬	新ブロン液エース	エスエス	シロップ	食後（4時間以上の間隔・1日6回まで）		30 mg	
鎮咳去痰薬	新トニン咳止め液	佐藤	シロップ	食後・就寝前（4時間以上の間隔・1日6回まで）		30 mg	
鎮咳去痰薬	コンタックせき止めST	グラクソ	カプセル	1日2回（朝・夕）			
去痰薬	クールワン去たんソフトカプセル	杏林	ソフトカプセル	食後			
生薬製剤	ツムラ漢方麦門冬湯エキス顆粒	ツムラ	顆粒	1日2回食前			
生薬製剤	カンポアズマ	ツムラ	顆粒	1日2回食前			
生薬製剤	龍角散ダイレクトスティック（ピーチ）	龍角散	顆粒	1日6回（2時間以上の間隔）			
生薬製剤	固形浅田飴ニッキS	浅田飴	ドロップ	1日3回			

成分量は1日最大量
1日3回食後は「食後」，1日3回食間は「食間」と表記

3. 鎮咳去痰薬

| 非麻薬性成分 || 気管支拡張成分 |||||
| | | キサンチン系成分 || アドレナリン作動成分 ||
デキストロメトルファン臭化水素酸塩水和物	ノスカピン	テオフィリン	ジプロフィリン	トリメトキノール塩酸塩	dl-メチルエフェドリン塩酸塩
		160 mg			40 mg
	60 mg				75 mg
				6 mg	
60 mg			200 mg		

259

3. 鎮咳去痰薬（つづき）

分類	商品名	会社名	剤形	投与間隔	L-カルボシステイン	ブロムヘキシン塩酸塩	グアイフェネシン	
					\<去痰成分\>			
鎮咳去痰薬	アネトンせき止め顆粒	ジョンソン	顆粒	食後，就寝前に1回追加可能				
	パブロンSせき止め	大正	ソフトカプセル	食後		12 mg		
	新ブロン液エース	エスエス	シロップ	食後（4時間以上の間隔・1日6回まで）			170 mg	
	新トニン咳止め液	佐藤	シロップ	食後・就寝前（4時間以上の間隔・1日6回まで）				
	コンタックせき止めST	グラクソ	カプセル	1日2回（朝・夕）				
去痰薬	クールワン去たんソフトカプセル	杏林	ソフトカプセル	食後	750 mg	12 mg		
生薬製剤	ツムラ漢方麦門冬湯エキス顆粒	ツムラ	顆粒	1日2回食前				
	カンポアズマ	ツムラ	顆粒	1日2回食前				
	龍角散ダイレクトスティック（ピーチ）	龍角散	顆粒	1日6回（2時間以上の間隔）				
	固形浅田飴ニッキS	浅田飴	ドロップ	1日3回				

成分量は1日最大量
1日3回食後は「食後」、1日3回食間は「食間」と表記

3. 鎮咳去痰薬

		消炎酵素	抗ヒスタミン成分		中枢神経興奮成分	生薬成分
	グアヤコールスルホン酸カリウム	リゾチーム塩酸塩	クロルフェニラミンマレイン酸塩	カルビノキサミンマレイン酸塩	無水カフェイン	
	270 mg		8 mg			
				12 mg	150 mg	
			12 mg		62 mg	
	270 mg		12 mg		62.5 mg	キキョウ, バクモンドウ, セネガ, ソヨウ
		40 mg (力価)				
						バクモンドウ, ハンゲ, タイソウ, カンゾウ, ニンジン, コウベイ
						ハンゲ, ブクリョウ, マオウ, コウボク, チンピ, カンゾウ, キョウニン, サイコ, ショウキョウ, ソヨウ
						キキョウ, セネガ, カンゾウ, キョウニン, ニンジン, アセンヤク
						キキョウ, マオウ, トコン, ニンジン

261

4. 鼻炎薬

分類		商品名	会社名	剤形	投与間隔	第一世代 クロルフェニラミンマレイン酸塩	メキタジン		
鼻炎内服薬	第1類	アレギサール鼻炎	田辺三菱	錠	1日2回朝食後および夕食後				
		アレグラFX	久光	錠	1日2回朝夕				
		アレジオン10	エスエス	錠	1日1回就寝前				
		ストナリニ・ガード	佐藤	錠	1日2回朝夕		6 mg		
		ストナリニZ	佐藤	錠	1日1回就寝前				
	指定2類	コンタック600プラス	グラクソ	持続性カプセル	1日2回朝夕 (朝用)	8 mg			
					(夕用)	4 mg			
	第2類	ザジテンAL鼻炎カプセル	ノバルティス	カプセル	1日2回朝食後および就寝前				
鼻炎外用薬	第1類	ナザールAR〈季節性アレルギー専用〉	佐藤	スプレー	1日2回朝夕(最大1日4回まで，3時間以上の間隔をおいて使用)				
		ナシビンMスプレー	佐藤	スプレー	1日1〜2回				
	第2類	ザジテンAL鼻炎スプレー	ノバルティス	スプレー	1日4回				
		NEWエージーノーズモイスト	第一三共	スプレー	1日3〜5回(3時間以上の間隔をおいて使用)	2.5 mg			
		パブロン点鼻S	大正	スプレー	1日6回まで(3時間以上の間隔をおいて使用)	5 mg			

成分量は内服薬の場合は1日最大量，外用薬の場合はmg/mL

4. 鼻炎薬

抗ヒスタミン成分						
第二世代						
		ケミカルメディエーター遊離抑制作用				
エピナスチン塩酸塩	フェキソフェナジン塩酸塩	ケトチフェンフマル酸塩	セチリジン塩酸塩	ペミロラストカリウム	クロモグリク酸ナトリウム	
				10 mg		
	120 mg					
10 mg						
			10 mg			
		2.76 mg				
		0.756 mg				
					10 mg	

263

4. 鼻炎薬（つづき）

分類		商品名	会社名	剤形	投与間隔	抗分泌成分 ベラドンナ総アルカロイド	
鼻炎内服薬	第1類	アレギサール鼻炎	田辺三菱	錠	1日2回朝食後および夕食後		
		アレグラFX	久光	錠	1日2回朝夕		
		アレジオン10	エスエス	錠	1日1回就寝前		
		ストナリニ・ガード	佐藤	錠	1日2回朝夕		
		ストナリニZ	佐藤	錠	1日1回就寝前		
	指定2類	コンタック600プラス	グラクソ	持続性カプセル	1日2回朝夕 （朝用）	0.4 mg	
					（夕用）	0.2 mg	
	第2類	ザジテンAL鼻炎カプセル	ノバルティス	カプセル	1日2回朝食後および就寝前		
鼻炎外用薬	第1類	ナザールAR〈季節性アレルギー専用〉	佐藤	スプレー	1日2回朝夕（最大1日4回まで，3時間以上の間隔をおいて使用）		
		ナシビンMスプレー	佐藤	スプレー	1日1〜2回		
	第2類	ザジテンAL鼻炎スプレー	ノバルティス	スプレー	1日4回		
		NEWエージーノーズモイスト	第一三共	スプレー	1日3〜5回（3時間以上の間隔をおいて使用）		
		パブロン点鼻S	大正	スプレー	1日6回まで（3時間以上の間隔をおいて使用）		

成分量は内服薬の場合は1日最大量，外用薬の場合はmg/mL

4. 鼻炎薬

	中枢神経興奮成分	抗炎症成分	ステロイド	血管収縮成分				殺菌成分
	無水カフェイン	リゾチーム塩酸塩	ベクロメタゾンプロピオン酸エステル	プソイドエフェドリン塩酸塩	オキシメタゾリン塩酸塩	ナファゾリン塩酸塩	テトラヒドロゾリン塩酸塩	ベンゼトニウム塩化物
	100 mg	60 mg		120 mg				
	50 mg	30 mg		60 mg				
			0.5 mg					
					0.5 mg			
						0.25 mg		
							1 mg	0.2 mg

265

5. 胃腸薬

分類	商品名	会社名	剤形	投与間隔	合成ヒドロタルサイト	乾燥水酸化アルミニウムゲル	(メタ)ケイ酸アルミン酸マグネシウム	
H2ブロッカー	アバロンZ	大正	錠	5時間以上の間隔・1日2回まで			500 mg	
	アルサメック錠	佐藤	錠	4時間以上の間隔・1日3回まで				
	ガスター10 S錠	第一三共	錠	8時間以上の間隔・1日2回まで				
鎮痛鎮痙薬	コランチルA顆粒	塩野義	顆粒	食間		1,200 mg		
	サクロンQ	エーザイ	錠	4時間以上の間隔・1日3回まで				
	ストパン	大正	カプセル	5時間以上の間隔・1日3回まで				
	ブスコパンA錠	エスエス	糖衣錠	4時間以上の間隔・1日3回まで				
制酸薬	スクラート胃腸薬（顆粒）	ライオン	顆粒	食間および就寝前	270 mg		1,125 mg	
健胃薬	セルベール	エーザイ	細粒	食後				
複合胃腸薬	第一三共胃腸薬〔錠剤〕	第一三共	錠剤	食後	300 mg		720 mg	
	第一三共胃腸薬〔細粒〕	第一三共	細粒	食後	450 mg		1,200 mg	
	ガストール錠	エスエス	錠	食後			900 mg	
	ザッツ21	武田	錠	食後または食間			750 mg	
	太田胃散	太田胃散	散	食後または食間				
	大正漢方胃腸薬	大正	細粒	食前または食間				

成分量は1日最大量
1日3回食後は「食後」，1日3回食間は「食間」と表記

5. 胃腸薬

制酸成分							
合成ケイ酸アルミニウム	水酸化アルミナマグネシウム	炭酸マグネシウム	水酸化マグネシウム	酸化マグネシウム	沈降炭酸カルシウム	炭酸水素ナトリウム	
	400 mg			200 mg			
				600 mg			
			600 mg				
			600 mg				
						1,200 mg	
		390 mg				1,200 mg	
820.2 mg		78 mg			399 mg	1,875 mg	

267

5. 胃腸薬（つづき）

分類	商品名	会社名	剤形	投与間隔	スクラルファート水和物	アズレンスルホン酸ナトリウム	L-グルタミン	
							粘膜保護成分	
H2ブロッカー	アバロンZ	大正	錠	5時間以上の間隔・1日2回まで				
	アルサメック錠	佐藤	錠	4時間以上の間隔・1日3回まで				
	ガスター10 S錠	第一三共	錠	8時間以上の間隔・1日2回まで				
鎮痛鎮痙薬	コランチルA顆粒	塩野義	顆粒	食間				
	サクロンQ	エーザイ	錠	4時間以上の間隔・1日3回まで				
	ストパン	大正	カプセル	5時間以上の間隔・1日3回まで				
	ブスコパンA錠	エスエス	糖衣錠	4時間以上の間隔・1日3回まで				
制酸薬	スクラート胃腸薬（顆粒）	ライオン	顆粒	食間および就寝前	1,500 mg	6 mg	400 mg	
健胃薬	セルベール	エーザイ	細粒	食後				
複合胃腸薬	第一三共胃腸薬〔錠剤〕	第一三共	錠剤	食後				
	第一三共胃腸薬〔細粒〕	第一三共	細粒	食後				
	ガストール錠	エスエス	錠	食後				
	ザッツ21	武田	錠	食後または食間				
	太田胃散	太田胃散	散	食後または食間				
	大正漢方胃腸薬	大正	細粒	食前または食間				

成分量は1日最大量
1日3回食後は「食後」、1日3回食間は「食間」と表記

5. 胃腸薬

			鎮痛鎮痙成分あり				
			局所麻酔成分	酸分泌抑制成分			
				抗コリン成分			
アルジオキサ	テプレノン		オキセサゼイン	ロートエキス	ジサイクロミン塩酸塩	ブチルスコポラミン臭化物	チキジウム臭化物
					15 mg		
			15 mg				
							15 mg
						30 mg	
				30 mg			
	112.5 mg						
				30 mg			
150 mg				30 mg			

269

5. 胃腸薬（つづき）

分類	商品名	会社名	剤形	投与間隔	鎮痛鎮痙成分なし 酸分泌抑制成分 ムスカリン受容体拮抗成分 ピレンゼピン塩酸塩水和物	鎮痛鎮痙成分なし 酸分泌抑制成分 H₂ブロッカー ファモチジン
H₂ブロッカー	アバロンZ	大正	錠	5時間以上の間隔・1日2回まで		
H₂ブロッカー	アルサメック錠	佐藤	錠	4時間以上の間隔・1日3回まで		
H₂ブロッカー	ガスター10 S錠	第一三共	錠	8時間以上の間隔・1日2回まで		20 mg
鎮痛鎮痙薬	コランチルA顆粒	塩野義	顆粒	食間		
鎮痛鎮痙薬	サクロンQ	エーザイ	錠	4時間以上の間隔・1日3回まで		
鎮痛鎮痙薬	ストパン	大正	カプセル	5時間以上の間隔・1日3回まで		
鎮痛鎮痙薬	ブスコパンA錠	エスエス	糖衣錠	4時間以上の間隔・1日3回まで		
制酸薬	スクラート胃腸薬（顆粒）	ライオン	顆粒	食間および就寝前		
健胃薬	セルベール	エーザイ	細粒	食後		
複合胃腸薬	第一三共胃腸薬〔錠剤〕	第一三共	錠剤	食後		
複合胃腸薬	第一三共胃腸薬〔細粒〕	第一三共	細粒	食後		
複合胃腸薬	ガストール錠	エスエス	錠	食後	47.1 mg	
複合胃腸薬	ザッツ21	武田	錠	食後または食間		
複合胃腸薬	太田胃散	太田胃散	散	食後または食間		
複合胃腸薬	大正漢方胃腸薬	大正	細粒	食前または食間		

成分量は1日最大量
1日3回食後は「食後」，1日3回食間は「食間」と表記

5. 胃腸薬

		消化成分	生薬成分
シメチジン	ラニチジン塩酸塩		
	126 mg		
300 mg			
			コウボク，ソウジュツ
		l-メントール9 mg，タカヂアスターゼN1 150 mg，リパーゼAP12 60 mg	アカメガシワ，ウイキョウ，オウバク，カンゾウ，ケイヒ，ショウキョウ，チョウジ
		l-メントール9 mg，有胞子性乳酸菌60 mg，タカヂアスターゼN1 150 mg，リパーゼAP12 60 mg	アカメガシワ，ウイキョウ，オウバク，カンゾウ，ケイヒ，ショウキョウ，チョウジ
		ビオヂアスターゼ2000 30 mg	
		ビオヂアスターゼ1000 90 mg，リパーゼAP6 30 mg	
		ビオヂアスターゼ120 mg	ケイヒ，ウイキョウ，ニクズク，チョウジ，チンピ，ゲンチアナ，ニガキ
			安中散エキス，芍薬甘草湯エキス

6. 止瀉薬

分類	商品名	会社名	剤形	投与間隔	腸管運動抑制成分 ロペラミド塩酸塩	腸管運動抑制成分 ロートエキス
整腸薬	ガスピタンa	小林製薬	チュアブル錠	食前または食間		
整腸薬	ザ・ガードコーワ整腸錠	興和	錠	食後		
整腸薬	パンシロンN10	ロート	錠	食後または食間		
止瀉薬	エクトールDX	第一三共	フィルムコーティング錠	4時間以上の間隔・1日3回まで		45 mg
止瀉薬	ストッパ下痢止めA	ライオン	錠	4時間以上の間隔・1日3回まで		60 mg
止瀉薬	トメダインコーワフィルム	興和	その他	4時間以上の間隔・1日2回まで	1 mg	
止瀉薬	ピタリット	大正	フィルムコーティング錠	4時間以上の間隔・1日2回まで	1 mg	
止瀉薬	ビオフェルミン下痢止め	ビオフェルミン	錠	食後		33 mg
止瀉薬	ワカ末錠	クラシエ	錠	食後		
止瀉薬	正露丸	大幸	丸	食後		

成分量は1日最大量
1日3回食後は「食後」、1日3回食間は「食間」と表記

6. 止瀉薬

止瀉薬							
	殺菌成分			収れん保護成分	制酸成分	生薬成分	
	アクリノール	ベルベリン塩化物水和物	木クレオソート	タンニン酸ベルベリン	沈降炭酸カルシウム		
					300 mg	センブリ	
	120 mg			180 mg			
				300 mg			
		150 mg					
				300 mg			
		300 mg					
			400 mg			オウバク	

273

6. 止瀉薬（つづき）

分類	商品名	会社名	剤形	投与間隔	整腸薬 生薬成分	整腸薬 生菌成分	
整腸薬	ガスピタンa	小林製薬	チュアブル錠	食前または食間		アシドフィルス菌 24 mg、ビフィズス菌 24 mg	
整腸薬	ザ・ガードコーワ整腸錠	興和	錠	食後	ケイヒ、ウイキョウ	乳酸菌 30 mg、納豆菌末 10 mg	
整腸薬	パンシロンN10	ロート	錠	食後または食間		アシドフィルス菌 45 mg、ビフィズス菌 30 mg、納豆菌末 180 mg	
止瀉薬	エクトールDX	第一三共	フィルムコーティング錠	4時間以上の間隔・1日3回まで	ゲンノショウコ		
止瀉薬	ストッパ下痢止めA	ライオン	錠	4時間以上の間隔・1日3回まで			
止瀉薬	トメダインコーワフィルム	興和	その他	4時間以上の間隔・1日2回まで			
止瀉薬	ピタリット	大正	フィルムコーティング錠	4時間以上の間隔・1日2回まで			
止瀉薬	ビオフェルミン下痢止め	ビオフェルミン	錠	食後	ゲンノショウコ、シャクヤク	ビフィズス菌 30 mg	
止瀉薬	ワカ末錠	クラシエ	錠	食後			
止瀉薬	正露丸	大幸	丸	食後	カンゾウ、アセンヤク、チンピ		

成分量は1日最大量
1日3回食後は「食後」、1日3回食間は「食間」と表記

6. 止瀉薬

ビタミン成分	消化成分 ウルソデオキシコール酸	ガス発生の抑制 セルラーゼAP3	消泡成分 ジメチルポリシロキサン	消化酵素	その他
		180 mg	180 mg		
			84.6 mg		メチルメチオニンスルホニウムクロライド 30 mg, 炭酸マグネシウム 300 mg
				アミロリシーン5 72 mg, サンプローゼF 90 mg, セルロシン A. P. 30 mg	
	30 mg				
ビタミンB₁硝酸塩 15 mg, ビタミンB₂ 6 mg				ビオヂアスターゼ2000 90 mg	

275

7. 便秘治療薬

分類	商品名	会社名	剤形	投与間隔	ビサコジル	センノサイド	ピコスルファートナトリウム	炭酸水素ナトリウム
塩類下剤	スラーリア便秘薬	ロート	錠	1日1回				
刺激性下剤	カイベールC	アラクス	腸溶性糖衣錠	1日1回就寝前または空腹時	15 mg	60 mg		
刺激性下剤	コーラックソフト	大正	糖衣錠	1日1回就寝前または空腹時			7.5 mg	
刺激性下剤	コッコアポプラスA錠	クラシエ	錠	食前または食間				
刺激性下剤	タケダ漢方便秘薬	武田	錠	1日1回就寝前				
刺激性下剤	新レシカルボン坐剤S	ゼリア	坐剤	1回1個				0.5 g
複合下剤	イチジク浣腸30	イチジク	浣腸剤	1回1個				
複合下剤	コーラックⅡ	大正	錠	1日1回就寝前または空腹時	15 mg			
複合下剤	サトラックス	佐藤	散剤	1日2回				
刺激性＋膨張性下剤	スルーラックデトファイバー	エスエス	顆粒	1日1〜2回		40 mg		

蠕動運動促進成分

成分量は1日最大量
1日3回食後は「食後」，1日3回食間は「食間」と表記

7. 便秘治療薬

	グリセリン	アロエエキス	酸化マグネシウム	ジオクチルソジウムスルホサクシネート	センナ実	プランタゴ・オバタ種皮	生薬成分	その他
			便軟化作用成分			便膨張作用成分		
			2,000 mg					
							防風通聖散エキス	
							大黄甘草湯エキス	
								無水リン酸二水素ナトリウム 0.68 g
	15 g							
				24 mg				
					1.984 g	8.672 g		
		375 mg				4,400 mg		500 mg

8. 痔疾患治療薬

分類	商品名	会社名	剤形	投与間隔	含有量	ステロイド プレドニゾロン酢酸エステル	ステロイド ヒドロコルチゾン酢酸エステル
外用薬	サノーラA坐剤	第一三共	坐剤	1日1～2回	1個あたり	1 mg	
外用薬	プリザエース注入軟膏	大正	注入軟膏	1日1～3回	1個あたり		5 mg
外用薬	プリザエース軟膏	大正	軟膏	1日1～3回	1 g あたり		5 mg
外用薬	ボラギノールA注入軟膏	天藤	注入軟膏	1日1～2回（注入）	1個あたり	1 mg	
外用薬	ボラギノールA軟膏	天藤	軟膏	1日1～3回	1 g あたり	0.5 mg	
外用薬	ボラギノールM軟膏	天藤	軟膏	1日1～3回	1 g あたり		
外用薬	メンソレータムリシーナ坐剤A	ロート	坐剤	1日3回まで	1個あたり		5 mg
内服薬	内服ボラギノールEP	天藤	顆粒	1日2回食後	1日最大量		
内服薬	乙字湯エキス錠クラシエ	クラシエ	錠	1日3回食前または食間	1日最大量		

8. 痔疾患治療薬

	血管収縮成分	抗ヒスタミン成分	局所麻酔成分		殺菌成分	
	テトラヒドロゾリン塩酸塩	クロルフェニラミンマレイン酸塩	リドカイン	アミノ安息香酸エチル	クロルヘキシジン塩酸塩	イソプロピルメチルフェノール
		4 mg	60 mg			
	1 mg	4 mg	60 mg		5 mg	
	0.5 mg	2 mg	30 mg		2.5 mg	
			60 mg			
			30 mg			
			30 mg			
			48 mg	40 mg		2 mg

乙字湯エキス粉末M　2,100 mg
（トウキ3.0 g，サイコ2.5 g，オウゴン1.5 g，カンゾウ1.0 g，ショウマ0.75 g，カンゾウ1.0 gより抽出）

8. 痔疾患治療薬（つづき）

分類	商品名	会社名	剤形	投与間隔	含有量	血行促進成分 トコフェロール酢酸エステル	組織修復成分 アラントイン
外用薬	サノーラA坐剤	第一三共	坐剤	1日1〜2回	1個あたり	50 mg	
	プリザエース注入軟膏	大正	注入軟膏	1日1〜3回	1個あたり	60 mg	20 mg
	プリザエース軟膏	大正	軟膏	1日1〜3回	1gあたり	30 mg	10 mg
	ボラギノールA注入軟膏	天藤	注入軟膏	1日1〜2回（注入）	1個あたり	50 mg	20 mg
	ボラギノールA軟膏	天藤	軟膏	1日1〜3回	1gあたり	25 mg	10 mg
	ボラギノールM軟膏	天藤	軟膏	1日1〜3回	1gあたり	25 mg	10 mg
	メンソレータムリシーナ坐剤A	ロート	坐剤	1日3回まで	1個あたり	50 mg	10 mg
内服薬	内服ボラギノールEP	天藤	顆粒	1日2回食後	1日最大量	100 mg	
	乙字湯エキス錠クラシエ	クラシエ	錠	1日3回食前または食間	1日最大量		

8. 痔疾患治療薬

	抗炎症成分				生薬成分
	グリチルレチン酸	酸化亜鉛	セイヨウトチノキ種子エキス	l-メントール	
			8.335 mg		
				2 mg	
	15 mg				
		100 mg		5 mg	
			100 mg		ボタンピ 300 mg, シコン 300 mg
乙字湯エキス粉末M　2,100 mg (トウキ3.0 g, サイコ2.5 g, オウゴン1.5 g, カンゾウ1.0 g, ショウマ0.75 g, カンゾウ1.0 gより抽出)					

281

9. 皮膚外用薬

分類	商品名	会社名	剤形	投与間隔	抗炎症成分 ステロイド含有 ウィーク デキサメタゾン酢酸エステル	抗炎症成分 ステロイド含有 マイルド プレドニゾロン吉草酸エステル酢酸エステル	抗炎症成分 ステロイド含有 マイルド ヒドロコルチゾン酪酸エステル	
皮膚外用薬	エマゼンクリーム	大正	クリーム	1日数回	0.25 mg			
	エンクロンUFクリームEX	資生堂	クリーム	1日数回				
	オイラックスA	第一三共	クリーム	1日1～3回			2.5 mg	
	セロナQTローション	佐藤	ローション	1日数回			0.5 mg	
	フェミニーナ軟膏S	小林製薬	軟膏	1日数回				
	フェルゼアDX20ローション	資生堂	ローション	1日数回				
	フルコートf	田辺三菱	軟膏	1日1～数回				
	ベトネベートN軟膏AS	第一三共	軟膏	1日1～数回				
	ムヒソフトGX乳状液	池田模範堂	ローション	1日数回				
	リビメックスコーワ軟膏	興和	軟膏	1日数回		1.5 mg		

成分量は1 mLあたりの量

9. 皮膚外用薬

	ストロング		ステロイド非含有		組織修復成分
			NSAIDs		
	フルオシノロンアセトニド	ベタメタゾン吉草酸エステル	ウフェナマート	グリチルレチン酸	アラントイン
			50 mg	3 mg	
				5 mg	2 mg
				5 mg	
	0.25 mg				
		1.2 mg			
				2 mg	

9. 皮膚外用薬（つづき）

分類	商品名	会社名	剤形	投与間隔	抗ヒスタミン成分 ジフェンヒドラミン塩酸塩	抗ヒスタミン成分 クロルフェニラミンマレイン酸塩	鎮痒成分 クロタミトン	
皮膚外用薬	エマゼンクリーム	大正	クリーム	1日数回				
	エンクロンUFクリームEX	資生堂	クリーム	1日数回	10 mg			
	オイラックスA	第一三共	クリーム	1日1～3回	10 mg		100 mg	
	セロナQTローション	佐藤	ローション	1日数回		5 mg		
	フェミニーナ軟膏S	小林製薬	軟膏	1日数回	20 mg			
	フェルゼアDX20ローション	資生堂	ローション	1日数回	10 mg			
	フルコートf	田辺三菱	軟膏	1日1～数回				
	ベトネベートN軟膏AS	第一三共	軟膏	1日1～数回				
	ムヒソフトGX乳状液	池田模範堂	ローション	1日数回	20 mg			
	リビメックスコーワ軟膏	興和	軟膏	1日数回				

成分量は1 mLあたりの量

9. 皮膚外用薬

局所麻酔成分	局所刺激成分	殺菌・消毒成分 抗菌薬	殺菌・消毒成分 殺菌・消毒成分	殺菌・消毒成分 殺菌・消毒成分	ビタミン成分	ビタミン成分	ビタミン成分	保湿成分
リドカイン	dl-メントール	フラジオマイシン硫酸塩	イソプロピルメチルフェノール	ベンゼトニウム塩化物	トコフェロール酢酸エステル	レチノールパルミチン酸エステル	パンテノール	尿素
	5 mg		1 mg		20 mg	2,000 IU		
				1 mg	5 mg			
			1 mg					
20 mg			1 mg		3 mg			
20 mg					5 mg			200 mg
		3.5 mg						
		3.5 mg						
					5 mg		10 mg	

285

10. 水虫治療薬

分類	商品名	会社名	剤形	投与間隔	チオカルバメート系 トルナフタート	ベンジルアミン系 ブテナフィン塩酸塩	
水虫治療薬	ウィンダム液	第一三共	液	1日1回			
	コザックコートW	全薬工業	液	1日1〜2回	20 mg		
	スコルバEX	武田	スプレー	1日1回		2 mg	
	ダマリンL	大正	クリーム	1日1回			
	ダマリンエース液	大正	液	1日1回			
	ブテナロックVエアー爽快パウダー	久光	パウダー	1日1回		10 mg	
	メンソレータムエクシブスプレーe	ロート	スプレー	1日1回			
	ラミシールキュアジェル	ノバルティス	ジェル	1日1回			

成分量は1 mLあたりの量

10. 水虫治療薬

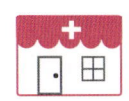

抗白癬菌成分			
アリルアミン系	モルホリン系	イミダゾール系	
テルビナフィン塩酸塩	アモロルフィン塩酸塩	ラノコナゾール	ミコナゾール硝酸塩
		10 mg	
			10 mg
	5.575 mg		
10 mg			
10 mg			

10. 水虫治療薬（つづき）

分類	商品名	会社名	剤形	投与間隔	消炎成分 クロタミトン	鎮痒作用 抗ヒスタミン成分 マレイン酸クロルフェニラミン	鎮痒作用 抗ヒスタミン成分 ジフェンヒドラミン塩酸塩	
水虫治療薬	ウィンダム液	第一三共	液	1日1回				
	コザックコートW	全薬工業	液	1日1〜2回	100 mg			
	スコルバEX	武田	スプレー	1日1回	6 mg			
	ダマリンL	大正	クリーム	1日1回	100 mg			
	ダマリンエース液	大正	液	1日1回				
	ブテナロックVエアー爽快パウダー	久光	パウダー	1日1回		5 mg		
	メンソレータムエクシブスプレーe	ロート	スプレー	1日1回			10 mg	
	ラミシールキュアジェル	ノバルティス	ジェル	1日1回	50 mg			

成分量は1 mLあたりの量

10. 水虫治療薬

| | 局所麻酔成分 || 局所刺激成分 | 角質軟化成分 | 抗炎症成分 | 殺菌・消毒成分 ||
	リドカイン	ジブカイン塩酸塩	l-メントール	尿素	グリチルレチン酸	ベンザルコニウム塩化物	イソプロピルメチルフェノール
		2 mg			5 mg		3 mg
			4 mg		1 mg	0.1 mg	
	20 mg			30 mg	5 mg		
		2 mg	20 mg		2 mg		
	20 mg				1 mg		
			20 mg		5 mg		

289

11. 外用消炎鎮痛薬

分類	商品名	会社名	剤形	投与間隔	含有量
鎮痛・消炎成分	アンメルシン1%ヨコヨコ	小林製薬	液剤	1日4回まで	1mL中
	エアーサロンパスEX	久光	噴霧剤スプレー	1日数回	1g中
	オムニードケトプロフェンパップ	帝國	貼付剤	1日2回	1g中
	トクホンハップ（冷）ID	トクホン	貼付剤	1日2回まで	1g中
	バンテリンコーワクリームLT	興和	塗布剤	1日4回まで	1g中
	フェイタスZゲル	久光	塗布剤	1日3〜4回	1g中
	ボルタレンACテープ	ノバルティス	貼付剤	1日1回	1g中
冷感・消炎成分	サロンパス30	久光	貼付剤	1日1〜数回	1g中
	ゼノールチックE	大鵬	その他	1日1〜数回	1g中
温感・消炎成分	パスタイムFX-L温感	祐徳	貼付剤	1日2回まで	1g中
	腰痛パテックス	第一三共	貼付剤	1日1回	1g中

11. 外用消炎鎮痛薬

	消炎鎮痛成分					
	インドメタシン	サリチル酸メチル	サリチル酸グリコール	ケトプロフェン	フェルビナク	ジクロフェナクナトリウム
	10 mg					
		20 mg	10 mg			
				3 mg		
	5 mg					
	10 mg					
						10 mg
						10 mg
			50 mg			
		175 mg				
					5 mg	

11. 外用消炎鎮痛薬（つづき）

分類	商品名	会社名	剤形	投与間隔	含有量
鎮痛・消炎成分	アンメルシン1％ヨコヨコ	小林製薬	液剤	1日4回まで	1mL中
	エアーサロンパスEX	久光	噴霧剤	1日数回スプレー	1g中
	オムニードケトプロフェンパップ	帝國	貼付剤	1日2回	1g中
	トクホンハップ（冷）ID	トクホン	貼付剤	1日2回まで	1g中
	バンテリンコーワクリームLT	興和	塗布剤	1日4回まで	1g中
	フェイタスZゲル	久光	塗布剤	1日3〜4回	1g中
	ボルタレンACテープ	ノバルティス	貼付剤	1日1回	1g中
冷感・消炎成分	サロンパス30	久光	貼付剤	1日1〜数回	1g中
	ゼノールチックE	大鵬	その他	1日1〜数回	1g中
温感・消炎成分	パスタイムFX-L温感	祐徳	貼付剤	1日2回まで	1g中
	腰痛パテックス	第一三共	貼付剤	1日1回	1g中

11. 外用消炎鎮痛薬

	冷感成分		抗炎症成分	精油成分	血行促進成分			その他の成分
	l-メントール	dl-カンフル	グリチルレチン酸	ユーカリ油	トウガラシエキス	ノニル酸ワニリルアミド	トコフェロール酢酸エステル	
	30 mg							
	50 mg	20 mg	1 mg	5 mg				
	5 mg							
	30 mg							
	70 mg		1 mg				20 mg	
	60 mg	50 mg	0.2 mg					
						0.25 mg		
					0.35 mg			サンシシ

293

12. 点眼薬

分類	商品名	会社名	剤形	投与間隔	クロモグリク酸ナトリウム	
アレルギー用点眼薬	NEW エージーアイズ	第一三共	点眼液	1日4〜6回	1.000 %	
	アイフリーコーワAL	興和	点眼液	1日4回（朝，昼，夕方および就寝前）		
	エーゼットアルファ	ゼリア	点眼液	1日4〜6回	1.000 %	
	ザジテンAL点眼薬	ノバルティス	点眼液	1日4回（朝，昼，夕方および就寝前）		
	ロートアルガードクリアブロック	ロート	点眼液	1日4回	1.000 %	

分類	商品名	会社名	剤形	投与間隔	角膜乾燥防止成分 コンドロイチン硫酸エステルナトリウム	
アレルギー用点眼薬	NEW エージーアイズ	第一三共	点眼液	1日4〜6回	0.200 %	
	アイフリーコーワAL	興和	点眼液	1日4回（朝，昼，夕方および就寝前）		
	エーゼットアルファ	ゼリア	点眼液	1日4〜6回	0.200 %	
	ザジテンAL点眼薬	ノバルティス	点眼液	1日4回（朝，昼，夕方および就寝前）		
	ロートアルガードクリアブロック	ロート	点眼液	1日4回		

12. 点眼薬

抗アレルギー成分		抗ヒスタミン成分
アシタザノラスト水和物	ケトチフェンフマル酸塩	クロルフェニラミンマレイン酸塩
		0.015％
0.108％		
		0.015％
	0.069％	
		0.015％

NSAIDs	消炎成分	添加剤
プラノプロフェン	アズレンスルホン酸ナトリウム	
		エデト酸ナトリウム，等張化剤，ベンザルコニウム塩化物，ステアリン酸ポリオキシル，プロピレングリコール，グリセリン，ヒアルロン酸ナトリウム
		エタノールアミン，アミノカプロン酸，パラベン，クロロブタノール，プロピレングリコール，ポリソルベート80，pH調節剤
	0.020％	ホウ酸，パラオキシ安息香酸プロピル，エデト酸ナトリウム水和物，等張化剤，pH調節剤
		ベンザルコニウム塩化物，グリセリン，pH調節剤
0.050％		ホウ酸，ホウ砂，*l*-メントール，ジブチルヒドロキシトルエン（BHT），エデト酸ナトリウム，ポリソルベート80，pH調節剤

12. 点眼薬（つづき）

分類	商品名	会社名	剤形	投与間隔	ビタミン成分 パンテノール	充血除去成分 テトラヒドロゾリン塩酸塩
一般点眼薬	アイボントローリ目薬	小林製薬	点眼液	1日3〜6回		
	アイリスAGクール	大正	点眼液	1日3〜6回		0.050％
	サンテ40V	参天	点眼液	1日5〜6回	0.050％	
	サンテFXネオ	参天	点眼液	1日5〜6回		0.050％
	サンテドウプラスEアルファ	参天	点眼液	1日5〜6回		
	バイシン	ジョンソン	点眼液	1日3〜4回		0.050％
	ロートPRO	ロート	点眼液	1日5〜6回		
	ロートクリア	ロート	点眼液	1日4回		

12. 点眼薬

ナファゾリン塩酸塩	アミノエチルスルホン酸（タウリン）	L-アスパラギン酸カリウム	ネオスチグミンメチル硫酸塩	添加剤
				ヒプロメロース，ホウ酸，等張化剤，ベンザルコニウム塩化物，ポリソルベート80，エデト酸ナトリウム水和物，pH調節剤
	1.000 %			l-メントール，dl-カンフル，ハッカ油，クロロブタノール，塩化ベンザルコニウム，クエン酸，ホウ酸，クエン酸Na，エデト酸Na，エタノール，ポリソルベート80
	1.000 %		0.005 %	エデト酸ナトリウム水和物，クロロブタノール，ベンザルコニウム塩化物液，ホウ酸，ポリオキシエチレン硬化ヒマシ油，d-ボルネオール，l-メントール，等張化剤，pH調節剤
	1.000 %	1.000 %	0.005 %	クロロブタノール，ベンザルコニウム塩化物，ホウ酸，d-ボルネオール，dl-カンフル，l-メントール，pH調節剤
			0.002 %	アミノカプロン酸，エデト酸ナトリウム水和物，クロロブタノール，ベンザルコニウム塩化物液，ポリオキシエチレン硬化ヒマシ油，d-ボルネオール，l-メントール，等張化剤，pH調節剤
				ホウ酸，ホウ砂，塩化ベンザルコニウム，エデト酸ナトリウム，pH調節剤，等張化剤
0.003 %	1.000 %	1.000 %	0.005 %	ホウ酸，ホウ砂，l-メントール，ユーカリ油，d-カンフル，d-ボルネオール，ゲラニオール，塩化ベンザルコニウム，クロロブタノール，エデト酸ナトリウム，ポリオキシエチレン硬化ヒマシ油，エタノール
				ホウ酸，ホウ砂，エデト酸ナトリウム，ジブチルヒドロキシトルエン BHT），ベンザルコニウム塩化物，l-メントール，dl-カンフル，ポリソルベート80

12. 点眼薬（つづき）

分類	商品名	会社名	剤形	投与間隔	抗ヒスタミン成分 クロルフェニラミンマレイン酸塩	角膜乾燥防止成分 コンドロイチン硫酸エステルナトリウム	
一般点眼薬	アイボントローリ目薬	小林製薬	点眼液	1日3〜6回	0.015 %	0.500 %	
	アイリスAGクール	大正	点眼液	1日3〜6回	0.030 %	0.100 %	
	サンテ40V	参天	点眼液	1日5〜6回	0.030 %		
	サンテFXネオ	参天	点眼液	1日5〜6回	0.030 %		
	サンテドウプラスEアルファ	参天	点眼液	1日5〜6回	0.010 %		
	バイシン	ジョンソン	点眼液	1日3〜4回			
	ロートPRO	ロート	点眼液	1日5〜6回			
	ロートクリア	ロート	点眼液	1日4回			

分類	商品名	会社名	剤形	投与間隔	消炎成分 グリチルリチン酸二カリウム	
人工涙液	サンテコンタクト	参天	点眼液	1日3〜4回		
抗菌性点眼薬	マイティア抗菌目薬	千寿	点眼液	1日5〜6回	0.100 %	

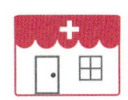

	NSAIDs	消炎成分		ビタミン成分			
	プラノプロフェン	イプシロン-アミノカプロン酸	グリチルリチン酸ニカリウム	ピリドキシン塩酸塩（ビタミンB$_6$）	シアノコバラミン	フラビンアデニンジヌクレオチドナトリウム（活性型ビタミンB$_2$）	酢酸d-α-トコフェロール
				0.020%			
		1.000%	0.250%	0.100%			
		1.000%		0.050%			0.050%
		1.000%					
			0.100%		0.015%		0.020%
				0.100%		0.050%	
	0.050%						

	サルファ剤	無機塩類成分		添加剤
	スルファメトキサゾール	塩化ナトリウム	塩化カリウム	
		0.550%	0.050%	エデト酸ナトリウム水和物, ソルビン酸, ホウ酸, pH調節剤
	4.000%			エデト酸ナトリウム水和物, pH調節剤

索引

●薬剤・成分索引●

和文

あ

アイフリーコーワAL ················· 244, 294
アイボントローリ目薬 ················ 296, 298
アイリスAGクール ············· 249, 296, 298
アカメガシワ ································· 271
アクリノール ································· 273
アシタザノラスト水和物 ············· 244, 295
アシドフィルス菌 ···························· 274
アスコルビン酸 ······························· 257
アスピリン ······················ 15, 16, 29, 31, 253
アズレンスルホン酸ナトリウム ··· 244, 268, 295
アセトアミノフェン
······ 15, 16, 29, 31, 44, 49, 54, 59, 252, 254
アゼラスチン ································· 95
アセンヤク ······························ 261, 274
アネトンせき止め顆粒 ·········· 70, 258, 260
アバロンZ ·················· 108, 116, 266, 268, 270
アミノ安息香酸エチル ······················ 279
アミノエチルスルホン酸 ···················· 297
アミノ酸類 ························ 237, 249, 297
アミロリシン-5 ······························ 275
アモロルフィン塩酸塩 ········ 204, 211, 287
アラントイン ················ 160, 164, 280, 283
アリルイソプロピルアセチル尿素
··································· 17, 21, 31, 253
アルサメック錠 ········ 108, 116, 266, 268, 270
アルジオキサ ································· 269
アレギサール鼻炎 ····················· 262, 264
アレグラFX ···················· 83, 95, 262, 264
アレジオン10 ················· 83, 95, 262, 264
アロエエキス ··························· 152, 277
安中散エキス ································· 271
アンブロキソール塩酸塩 ···················· 255
アンメルシン1％ヨコヨコ ········ 221, 290, 292

い

イソプロピルアンチピリン
························ 15, 16, 31, 47, 49, 253, 255
イソプロピルメチルフェノール ··· 279, 285, 289

イチジク浣腸30 ················ 141, 146, 276
胃腸薬 ······························ 266, 268, 270
イブクイック頭痛薬 ························ 21, 252
イプシロン-アミノカプロン酸 ········ 249, 299
イブプロフェン
······ 15, 16, 19, 21, 29, 31, 44, 49, 52, 54, 59, 252, 254
インドメタシン ················ 216, 221, 227, 291

う

ウイキョウ ······························ 271, 274
ウインダム液 ············· 204, 210, 286, 288
ウフェナマート ······························· 283
ウルソデオキシコール酸 ···················· 275

え

エアーサロンパスEX ················· 290, 292
エーゼットアルファ ···················· 244, 294
エクトールDX ························· 272, 274
エスタックイブファイン ········ 54, 254, 256
エテンザミド ················ 16, 21, 49, 252, 254
エバスチン ···································· 95
エバステルAL ································ 95
エピナスチン塩酸塩 ············· 78, 83, 95, 263
エフェドリン ·································· 74
エマゼンクリーム ············· 173, 181, 282, 284
塩化カリウム ·································· 299
塩化ナトリウム ······························· 299
エンクロンUFクリームEX ·········· 282, 284
塩酸テトラヒドロゾリン塩酸塩 ·········· 79, 89

お

オイラックスA ············· 173, 181, 282, 284
オウバク ······························ 271, 273
太田胃散 ················· 106, 108, 266, 268, 270
オキシメタゾリン塩酸塩 ·············· 79, 265
オキセサゼイン ······················ 112, 269
乙字湯 ································ 157, 167, 168
乙字湯エキス錠クラシエ ········ 168, 278, 280
オムニードケトプロフェンパップ
···································· 221, 227, 290, 292
温湿布 ··· 231

索 引

か

改源 ……………………………… 59, 254, 256
カイベールC ………………………………… 276
外用消炎鎮痛薬 ………………… 290, 292
カコナール2 …………………… 39, 254, 256
カコナール小青竜湯液〈鼻かぜ・鼻炎用〉
　　　　　　　　　　…… 39, 83, 254, 256
ガスター10 ………………………………… 116
ガスター10 S錠 ………… 108, 266, 268, 270
ガストール錠 ……………… 266, 268, 270
ガスピタンa ………………… 133, 272, 274
葛根湯 ……………………………………… 257
カフェイン水和物 ………………… 17, 253
カルビノキサミンマレイン酸塩 ……… 261
カンゾウ ……… 63, 66, 74, 75, 257, 261, 271, 274
乾燥水酸化アルミニウムゲル …… 17, 253, 266
カンポアズマ ………………… 66, 258, 260
漢方薬 ……………………………………… 79

き

キキョウ ……………………………………… 261
キョウニン …………………………………… 261

く

グアイフェネシン ………………… 44, 255, 260
グアヤコールスルホン酸カリウム
　　　　　　　　　　……………… 70, 255, 261
クールワン去たんソフトカプセル
　　　　　　　　　　……………… 70, 258, 260
グリセリン ………………………… 141, 146, 277
グリチルリチン酸二カリウム …… 249, 298, 299
グリチルレチン酸
　　　　…… 164, 176, 217, 281, 283, 289, 293
クレマスチンフマル酸塩 ……………… 54, 256
クロタミトン ……………………… 284, 288
クロモグリク酸ナトリウム …… 79, 244, 263, 294
クロルフェニラミンマレイン酸塩
　　…… 54, 57, 78, 83, 94, 160, 176, 185, 256,
　　　　　　　　261, 262, 279, 284, 295, 298
クロルヘキシジン塩酸塩 …………… 160, 279

け

ケイヒ ……………………………… 257, 271, 274
ケトチフェンフマル酸塩
　　　　　　　　　　…… 78, 89, 95, 244, 263, 295
ケトプロフェン ……………… 216, 221, 227, 291
解熱鎮痛薬 ………………………………… 252
ゲンチアナ ………………………………… 271

ゲンノショウコ ……………………………… 274

こ

合成ケイ酸アルミニウム ………… 108, 267
合成ヒドロタルサイト …… 17, 104, 253, 266
コウベイ ……………………………………… 261
コウボク ………………………… 261, 271
コーラックⅡ ………………………………… 276
コーラックソフト ………………… 152, 276
固形浅田飴ニッキS ………… 75, 258, 260
コザックコートW …… 205, 210, 286, 288
コッコアポプラスA錠 …………………… 276
コデインリン酸塩水和物 ……………… 258
コランチルA顆粒 ………… 112, 266, 268, 270
コルゲンコーワIB「1日2回」Tカプセル
　　　　　　　　　　…………… 49, 254, 256
コルゲンコーワ液体かぜ薬 …… 39, 254, 256
コンタック600プラス ………… 83, 262, 264
コンタックせき止めST ……… 70, 258, 260
コンタック総合かぜ薬昼・夜タイプ
　　　　　　　　　　…………… 44, 254, 256
コンドロイチン硫酸エステルナトリウム
　　　　　　　　　　………… 244, 294, 298

さ

ザ・ガードコーワ整腸錠 …… 133, 272, 274
サイコ ……………………………………… 261
酢酸d-α-トコフェロール ……………… 299
サクロンQ ………………… 112, 266, 268, 270
ザジテンAL点眼薬 ……………… 112, 266, 294
ザジテンAL鼻炎カプセル …… 95, 262, 264
ザジテンAL鼻炎スプレー …… 89, 262, 264
ザッツ21 ………………………… 266, 268, 270
サトラックス ……………………… 152, 276
サノーラA坐剤 …………………… 278, 280
サリチル酸グリコール …… 216, 221, 227, 291
サリチル酸メチル ………… 216, 221, 291
サルファ剤 ………………………………… 299
サロンパス30 ……………… 221, 227, 290, 292
酸化亜鉛 ……………………………………… 281
酸化マグネシウム
　　…… 17, 21, 116, 141, 142, 151, 152, 253,
　　　　　　　　　　　　　　　　　267, 277
サンシシ ………………………… 217, 232, 293
サンテ40V ……………………… 296, 298
サンテFXネオ ………… 240, 249, 296, 298
サンテコンタクト ………………………… 298
サンテドウプラスEアルファ …… 296, 298
サンプローゼF ……………………………… 275

302

索引

し

シアノコバラミン ……………………………… 299
ジオクチルソジウムスルホサクシネート …… 277
ジクロフェナクナトリウム … 216, 221, 227, 291
止血薬 ……………………………………………… 42
シコン ……………………………… 164, 168, 281
ジサイクロミン塩酸塩 ………………… 112, 269
痔疾患治療薬 ……………………………… 278, 280
止瀉薬 ……………………………………… 272, 274
ジヒドロコデインリン酸塩 ……… 59, 257, 258
ジフェニルピラリン塩酸塩 …………………… 256
ジフェンヒドラミン塩酸塩
 ……………………………… 176, 185, 284, 288
ジブカイン塩酸塩 ………………………… 211, 289
ジプロフィリン ……………………… 62, 70, 259
シメチジン ………………… 108, 115, 116, 271
ジメチルポリシロキサン ……………………… 275
シャクヤク ………………………………………… 274
芍薬甘草湯エキス ……………………………… 271
車前草 ……………………………………………… 257
充血 ……………………………………………… 244
ショウキョウ ………………………… 257, 261, 271
小青竜湯 ………………………………… 79, 83, 257
小児用バファリンチュアブル ………………… 252
ジルテック ………………………………………… 94
新トニン咳止め液 ……………………… 258, 260
神秘湯 …………………………………………… 65, 66
新ブロン液エース ……………………… 258, 260
新ルルAゴールド ……………………… 54, 254, 256
新レシカルボン坐剤S ……………… 141, 146, 276

す

水酸化アルミナマグネシウム ………… 108, 267
水酸化マグネシウム …………………………… 267
スカイナーAL錠 ………………………………… 95
スクラート胃腸薬（顆粒）………… 266, 268, 270
スクラルファート水和物 ……………………… 268
スコルバEX ……………………… 205, 210, 286, 288
ステロイド ………………………………………… 172
ストッパ下痢止めA ……………… 124, 272, 274
ストナジェルサイナスS ……………… 44, 254, 256
ストナプラスⅡ ……………………… 49, 254, 256
ストナリニ・ガード ………………… 95, 262, 264
ストナリニZ ………………………… 95, 262, 264
ストパン ……………………… 112, 266, 268, 270
スラーリア便秘薬 ………………… 141, 152, 276
スルーラックデトファイバー ………… 152, 276
スルファメトキサゾール ……………………… 299

せ

セイヨウトチノキ種子エキス ………………… 281
正露丸 ……………………………………… 272, 274
セチリジン塩酸塩 ………………………… 95, 263
セデス・ハイ ……………………………… 31, 252
セネガ ……………………………………………… 261
ゼノールチックE ……………………… 221, 290, 292
セルベール ……………………………… 266, 268, 270
セルラーゼAP3 …………………………… 133, 275
セルロシンA.P. …………………………………… 275
セロナQTローション
 ……………………………… 173, 176, 181, 185, 282, 284
センナ実 …………………………………… 152, 277
センノサイド ……………………………… 152, 276
センブリ ……………………………………………… 273

そ

総合感冒薬 ………………………………… 254, 256
ソウジュツ ………………………………………… 271
ソヨウ ……………………………………………… 261

た

第一三共胃腸薬〔細粒〕………… 266, 268, 270
第一三共胃腸薬〔錠剤〕………… 266, 268, 270
大黄甘草湯エキス ……………………………… 277
大正漢方胃腸薬 ………………………… 266, 268, 270
タイソウ …………………………………………… 261
タイレノールA …………………………… 31, 252
タウリン …………………………………………… 249
タカヂアスターゼN1 …………………………… 271
タケダ漢方便秘薬 ………………………… 152, 276
ダマリンL ……………… 196, 200, 204, 210, 286, 288
ダマリンエース液 ……………… 204, 210, 286, 288
炭酸水素ナトリウム ……………… 141, 146, 267, 276
炭酸マグネシウム ………………………… 267, 275
胆汁酸 ……………………………………………… 121
タンニン酸ベルベリン ………………… 124, 273

ち, つ

チアミン硝化物 ………………………………… 257
チキジウム臭化物 ………………………… 112, 269
注入軟膏 …………………………………………… 159
チョウジ …………………………………………… 271
鎮咳去痰薬 ……………………………… 258, 260
沈降炭酸カルシウム …………………… 267, 273
チンピ …………………………………… 261, 271, 274

ツムラ漢方麦門冬湯エキス顆粒 … 66, 258, 260

303

索引

て

- テオフィリン ………………………… 62, 62, 70, 259
- デキサメタゾン酢酸エステル … 173, 181, 282
- デキストロメトルファン臭化水素酸塩水和物
  ………………………………………… 59, 257, 259
- テトラヒドロゾリン塩酸塩
  …………………………… 160, 168, 249, 265, 279, 296
- テプレノン ……………………………………… 269
- テルビナフィン塩酸塩 …… 200, 204, 210, 287
- 点眼薬 ………………………………… 294, 296, 298
- 点鼻薬 ……………………………………………… 79

と

- トウガラシエキス ………………… 217, 232, 293
- トクホンハップ（冷）ID … 221, 227, 290, 292
- トコフェロール酢酸エステル
  … 160, 164, 168, 176, 217, 227, 280, 285, 293
- トコン ……………………………………………… 261
- トメダインコーワフィルム ……… 124, 272, 274
- ドライアイ ………………………………………… 244
- トラネキサム酸 …………………… 42, 44, 54, 255
- トリメトキノール塩酸塩 ……………………… 259
- トルナフタート ……………………… 205, 210, 286
- トローチ …………………………………………… 74

な

- 内服ボラギノールEP ……… 164, 168, 278, 280
- ナザールAR〈季節性アレルギー専用〉
  ………………………………………… 89, 262, 264
- ナシビンMスプレー ………………… 262, 264
- ナットウキナーゼ ……………………………… 131
- 納豆菌 ………………………… 121, 131, 133, 274
- ナファゾリン塩酸塩 ……… 79, 249, 265, 297
- ナロンエース …………………………… 21, 252

に

- ニガキ ……………………………………………… 271
- ニクズク …………………………………………… 271
- 乳酸菌 ……………………………………………… 274
- 尿素
  … 176, 180, 181, 185, 196, 200, 211, 285, 289
- ニンジン …………………………………………… 261

ね，の

- ネオスチグミンメチル硫酸塩 ……………… 297
- ノーシン「細粒」…………………………………… 252
- ノスカピン ……………………………… 257, 259
- ノニル酸ワニリルアミド ………… 217, 232, 293

は

- バイシン ………………………………… 249, 296, 298
- バクモンドウ ……………………………… 65, 261, 261
- 麦門冬湯 …………………………………………… 66
- パスタイムFX-L温感 ……………… 232, 290, 292
- バファリンA ……………………………… 31, 252
- バファリンプラスS ……………………………… 252
- パブロン50 …………………………… 59, 254, 256
- パブロンSせき止め ………………… 70, 258, 260
- パブロン点鼻S ………………… 86, 89, 262, 264
- ハルシオン …………………………………… 115, 116
- ハルナール ……………………………………… 103
- ハンゲ ……………………………………………… 261
- 半夏厚朴湯 ………………………………… 65, 66
- パンシロンN10 …………………… 127, 133, 272, 274
- パンテノール ……………… 176, 249, 285, 296
- バンテリンコーワクリームLT ……… 290, 292

ひ

- 鼻炎薬 …………………………………… 262, 264
- ビオヂアスターゼ …………………… 271, 275
- ビオフェルミン下痢止め ………… 127, 272, 274
- ピコスルファートナトリウム …………… 152, 276
- ビサコジル ………………………………………… 276
- 非ステロイド性抗炎症薬 ……………………… 30
- ビタミンB$_1$硝酸塩 …………………………… 275
- ビタミンB$_2$ …………………………………… 275
- ビタミンK ……………………………………… 131
- ピタリット ………………………… 127, 272, 274
- ヒドロコルチゾン酢酸エステル … 160, 168, 278
- ヒドロコルチゾン酪酸エステル
  ………………………… 173, 176, 181, 185, 282
- ビフィズス菌 …………………………… 133, 274
- 皮膚外用薬 ……………………………… 282, 284
- ピリドキシン塩酸塩 ………………………… 299
- ピレンゼピン塩酸塩水和物 ………………… 270

ふ

- ファモチジン …………………… 108, 115, 116, 270
- フェイタスZゲル ……………… 221, 290, 292
- フェキソフェナジン塩酸塩 … 78, 83, 95, 263
- フェミニーナ軟膏S …………………… 282, 284
- フェルゼアDX20ローション
  ………………………… 176, 180, 181, 185, 282, 284
- フェルビナク ……………………… 216, 232, 291
- ブクリョウ ……………………………………… 261
- ブスコパンA錠 ……………… 112, 266, 268, 270

索引

プソイドエフェドリン塩酸塩 … 58, 59, 257, 265
ブチルスコポラミン臭化物 ………… 112, 269
ブテナフィン塩酸塩 ……… 196, 205, 210, 286
ブテナロックVエアー爽快パウダー
　………………………… 196, 205, 286, 288
フラジオマイシン硫酸塩 …………… 185, 285
プラノプロフェン ………… 244, 249, 295, 299
フラビンアデニンジヌクレオチドナトリウム … 299
プランタゴ・オバタ種皮 …………… 152, 277
プリザエース注入軟膏 ………… 160, 278, 280
プリザエース軟膏 ……………… 168, 278, 280
フルオシノロンアセトニド ……… 172, 181, 283
フルコートf …………… 172, 180, 181, 282, 284
プレコール持続性カプセル ……… 49, 254, 256
プレドニゾロン吉草酸エステル酢酸エステル
　……………………………… 173, 181, 282
プレドニゾロン酢酸エステル
　………………………… 160, 164, 168, 278
ブロムヘキシン塩酸塩 ………… 70, 255, 260
ブロモバレリル尿素 ……………… 17, 21, 253

へ

ベクロメタゾンプロピオン酸エステル
　………………………………… 79, 89, 265
ヘスペリジン ……………………………… 257
ベタメタゾン吉草酸エステル … 172, 181, 283
ベトネベートN軟膏AS … 172, 181, 282, 284
ペミロラストカリウム ………………… 79, 263
ベラドンナ総アルカロイド ……… 54, 256, 264
ベルベリン塩化物水和物 …………………… 273
ベンザブロックL ………… 57, 59, 254, 256
ベンザブロックS ……………… 54, 254, 256
ベンザルコニウム塩化物 …………………… 289
ベンゼトニウム塩化物 ……………… 265, 285
便秘治療薬 ………………………………… 276
ベンフォチアミン ………………………… 257

ほ

防風痛聖散 ………………………………… 151
　──エキス ……………………………… 277
ボタンピ ……………………… 164, 168, 281
ボラギノールA注入軟膏 …………… 278, 280
ボラギノールA軟膏 …… 162, 164, 168, 278, 280
ボラギノールM軟膏 …………… 164, 278, 280
ボルタレンACテープ ……… 221, 227, 290, 292

ま

マイティア抗菌目薬 ……………………… 298
マオウ ………………… 63, 65, 74, 75, 261

麻黄湯 ……………………………………… 257
マレイン酸クロルフェニラミン …………… 288

み

ミコナゾール硝酸塩 …… 196, 200, 204, 211, 287
水虫治療薬 …………………………… 286, 288

む

無水カフェイン
　………………… 17, 21, 44, 54, 253, 257, 261, 265
無水リン酸二水素ナトリウム …………… 277
ムヒソフトGX乳状液 …… 176, 185, 282, 284

め, も

メキタジン ………………… 78, 95, 262
(メタ)ケイ酸アルミン酸マグネシウム
　………………………………… 104, 108, 266
メチルメチオニンスルホニウムクロライド
　…………………………………………… 275
メルカゾール ……………………………… 111
メンソレータムエクシブスプレーe
　………………………… 204, 210, 286, 288
メンソレータムリシーナ坐剤A …… 278, 280
木クレオソート ……………………………… 273

ゆ

ユーカリ油 …………………………… 217, 293
有胞子性乳酸菌 …………………………… 271

よ

ヨウ化イソプロパミド …………… 54, 257
腰痛パテックス ………………… 232, 290, 292

ら

ラニチジン塩酸塩 ………… 108, 115, 116, 271
ラノコナゾール …………… 204, 211, 287
ラミシールキュアジェル
　………………………… 200, 204, 210, 286, 288

り

リゾチーム塩酸塩 … 54, 63, 70, 255, 261, 265
リドカイン … 160, 164, 176, 211, 279, 285, 289
リパーゼAP12 …………………………… 271
リビメックスコーワ軟膏 … 173, 181, 282, 284
リボフラビン ……………………………… 257
龍角散ダイレクトスティック …… 75, 258, 260
リングルアイビー200 ………… 21, 31, 252

305

索引

る，れ

ルルアタックEX ················ 41, 44, 254, 256

冷湿布 ··· 231
レチノールパルミチン酸エステル ·········· 285

ろ

ロートPRO ························ 240, 249, 296, 298
ロートアルガードクリアブロック ···· 244, 294
ロートエキス
 ············· 103, 104, 120, 124, 127, 269, 272
ロートクリア ························· 240, 296, 298
ロキソニン ··· 15, 29
ロキソニンS ························· 23, 26, 31, 252
ロキソプロフェンナトリウム水和物
 ·· 16, 31, 253
ロペラミド塩酸塩 ············ 120, 124, 127, 272

わ

ワーファリン ··························· 130, 131, 133
ワカ末錠 ··· 272, 274

欧 文

d-カンフル ·· 240
d-ボルネオール ··· 240
dl-カンフル ······································· 217, 293
dl-メチルエフェドリン塩酸塩
 ································ 54, 59, 70, 257, 259
dl-メントール ·· 285

H_2ブロッカー ···· 101, 107, 108, 115, 116, 270

L-アスパラギン酸カリウム ····················· 297
L-カルボシステイン ················· 63, 70, 260
L-グルタミン ··· 268
l-メントール ··· 211, 217, 240, 271, 281, 289, 293

NEWエージーアイズ ······················ 244, 294
NEWエージーノーズモイスト ········ 262, 264
NSAIDs
 ··········· 30, 216, 219, 221, 232, 283, 295, 299

306

索引

●解説索引●

和文

あ
アスピリン喘息……… 30, 219, 221, 223, 224
アルミニウム骨症 …………………… 107
アルミニウム脳症 …………………… 107
アレルギー性結膜炎 ………………… 243
アレルギー性鼻炎 ……………… 77, 81

い
胃酸過多 …………………… 107, 108, 109
胃食道逆流症 …………………… 61, 115
胃痛 …………………………………… 115
咽頭痛 ………………………… 33, 43, 57
インフルエンザ ………………… 16, 29, 48
インペアード・パフォーマンス ……… 85

う, え
うっ血性心不全 ……………………… 72
エンドポイント ……………………… 231

お
嘔吐 ………………………… 135, 139, 150
悪寒 ……………………………… 46, 48
悪心 ………………………… 139, 150

か
外痔核 ………………………………… 156
咳嗽 …………………………………… 33
開放隅角緑内障 …………………… 247, 249
風邪 ……………………………………… 33
花粉症 …………………………… 38, 80, 92
眼圧 …………………………… 247, 249
関節痛 …………………………… 33, 46, 48

き, く
急性咳嗽 ……………………………… 61
筋肉痛 ………………………… 33, 215
筋膜性腰痛症 ………………………… 226
くしゃみ ……………………………… 77

け
鶏卵アレルギー ………………… 53, 70

血圧 …………………………………… 42
血液循環改善 ………………………… 167
げっぷ ………………………………… 115
下痢 …………………………… 119, 122, 126
健康被害救済制度 …………………… 97
倦怠感 ………………………………… 33

こ
甲状腺機能亢進症 …………… 100, 111, 112
後鼻漏 ………………………………… 61

さ, し
さしこみ ……………………… 100, 111
子宮筋腫 ……………………………… 19
子宮内膜症 …………………………… 19
痔出血 ………………………………… 142
歯痛 …………………………………… 15
湿疹 ……………………… 46, 50, 178, 179, 183, 184
充血 ……………………… 241, 246, 249
受診勧奨 …………………………… 10, 226
授乳中 ……………………………… 69, 100
消化しやすい食品 …………………… 128
情報収集 ………………………………… 5
食欲 …………………………………… 139
──低下 …………………………… 135
痔瘻 …………………………………… 156
心因性疼痛 ………………………… 215
心筋梗塞 ……………………………… 72
腎不全 ………………………………… 139

す
スイッチOTC ………………… 77, 83, 93
水痘 …………………………………… 16
頭痛 ……………… 15, 23, 25, 33, 38, 51, 139, 150

せ
生理痛 ……………………………… 15, 18
咳 ……………………………………… 61
セルフメディケーション …………… 9
遷延性咳嗽 …………………………… 61
喘息 ………………………………… 68, 72
喘鳴 ………………………………… 69, 72
前立腺肥大症 ………… 56, 60, 100, 102, 104

307

索　引

た〜と

痰 ………………………………… 43, 51, 61

腸内細菌 ………………………………… 133

疲れ目 …………………………………… 240
爪白癬 …………………………………… 203

点鼻薬性鼻炎 …………………………… 87

透析療法 ……………………… 100, 107, 108
頭皮 …………………………… 183, 185, 186
ドライアイ ……………………………… 243

な〜の

内痔核 …………………………………… 156

尿閉 ……………………………………… 57

眠気 ………………………… 71, 80, 82, 88, 94

脳血栓 ………………………………… 41, 42

は

肺炎 ………………………………… 61, 67
白癬 ……………………………………… 187
発熱 ………………………… 15, 28, 33, 38, 43, 48
鼻水 ……………………………… 33, 51, 77

ひ

鼻炎 ……………………………………… 38
肥厚性鼻炎 ……………………………… 87
鼻中隔弯曲症 …………………………… 91
ピリン疹 ……………………………… 47, 49

ふ

腹痛 ……………………………………… 135
副鼻腔炎 …………………………… 81, 91
腹部疝痛 ………………………………… 111
腹部不快感 ……………………………… 135
腹部膨満感 ………………………… 139, 150

へ，ほ

閉塞隅角緑内障 ……… 60, 247, 248, 249, 250
便秘 ……………………………… 70, 135

保湿 ……………………………… 177, 180, 182

ま〜む

慢性咳嗽 ………………………………… 61
慢性閉塞性肺疾患 ……………………… 61

水虫 ……………………………………… 187

胸やけ …………………………… 106, 115

よ，れ

溶血 ……………………………………… 139

裂肛 ……………………………………… 156

欧　文

COPD ……………………………… 61, 69, 72

GERD ……………………………… 61, 76

OTC医薬品 ……………………………… 3

ここが知りたかった OTC医薬品の選び方と勧め方

| 2013年10月5日 | 第1刷発行 |
| 2017年12月25日 | 第4刷発行 |

編集者 坂口眞弓
発行者 小立鉦彦
発行所 株式会社 南江堂
〒113-8410 東京都文京区本郷三丁目42番6号
☎(出版)03-3811-7236 (営業)03-3811-7239
ホームページ http://www.nankodo.co.jp/
振替口座 00120-1-149

印刷・製本 公和図書
装丁 渡邊真介

Choice & Recommendation of Over the Counter Drugs : You just wanted to know
©Nankodo Co., Ltd., 2013

定価は表紙に表示してあります.
落丁・乱丁の場合はお取り替えいたします.

Printed and Bound in Japan
ISBN978-4-524-26735-4

JCOPY 〈(社)出版者著作権管理機構 委託出版物〉
本書の無断複写は,著作権法上での例外を除き,禁じられています.複写される場合は,そのつど事前に,(社)出版者著作権管理機構(TEL 03-3513-6969, FAX 03-3513-6979, e-mail: info@jcopy.or.jp)の許諾を得てください.

本書をスキャン,デジタルデータ化するなどの複製を無許諾で行う行為は,著作権法上での限られた例外(「私的使用のための複製」など)を除き禁じられています.大学,病院,企業などにおいて,内部的に業務上使用する目的で上記の行為を行うことは私的使用には該当せず違法です.また私的使用のためであっても,代行業者等の第三者に依頼して上記の行為を行うことは違法です.